Neda Taner

Os sistemas lipossómicos de administração de medicamentos desenvolvidos para o tratamento da DPOC

Neda Taner

Os sistemas lipossómicos de administração de medicamentos desenvolvidos para o tratamento da DPOC

ScienciaScripts

Imprint
Any brand names and product names mentioned in this book are subject to trademark, brand or patent protection and are trademarks or registered trademarks of their respective holders. The use of brand names, product names, common names, trade names, product descriptions etc. even without a particular marking in this work is in no way to be construed to mean that such names may be regarded as unrestricted in respect of trademark and brand protection legislation and could thus be used by anyone.

Cover image: www.ingimage.com

This book is a translation from the original published under ISBN 978-620-2-02794-6.

Publisher:
Sciencia Scripts
is a trademark of
Dodo Books Indian Ocean Ltd. and OmniScriptum S.R.L publishing group

120 High Road, East Finchley, London, N2 9ED, United Kingdom
Str. Armeneasca 28/1, office 1, Chisinau MD-2012, Republic of Moldova, Europe
Printed at: see last page
ISBN: 978-620-8-10040-7

Índice

RESUMO

Os sistemas lipossómicos de administração de medicamentos desenvolvidos para o tratamento da Doença Pulmonar Obstrutiva Crónica (DPOC)

O objetivo deste estudo é avaliar os sistemas de administração de fármacos lipossomais recentemente desenvolvidos no tratamento da Doença Pulmonar Obstrutiva Crónica (DPOC). A DPOC é uma doença progressiva e estabelecida, caracterizada pela limitação do fluxo aéreo em indivíduos com uma predisposição genética causada pela exposição crónica a factores ambientais e que pode ser tratada e prevenida. Os sistemas de inalação são sistemas de aplicação de uma quantidade pré-determinada de agente ativo nos pulmões. Os métodos de inalação são classificados como inalador de dose calibrada (MDI), inalador de pó seco (KTI) e o nebulizador. A orientação do fármaco é o encaminhamento seletivo da substância ativa farmacológica para a área de efeito ou de absorção e a fórmula preparada é uma estrutura específica com a qual a substância ativa é transportada. Os lipossomas são vesículas microscópicas constituídas essencialmente por fosfolípidos. Os lipossomas têm a capacidade de transportar simultaneamente moléculas solúveis em óleo e moléculas solúveis em água, devido às suas regiões hidrofílicas e hidrofóbicas. O aumento da prevalência da asma e da DPOC na sociedade aumenta gradualmente a importância da terapia com inaladores. Os sistemas de administração de fármacos lipossómicos pulmonares são muito vantajosos, razão pela qual são realizados continuamente novos estudos. Também as substâncias activas recentemente estudadas para o tratamento da DPOC são a dapsona, a doxofilina e a amicacina.

Palavras-chave: lipossomas, sistemas de administração de fármacos, DPOC, técnicas de utilização de inaladores, direcionamento de fármacos, dapsona, doxofilina, amicacina.

INTRODUÇÃO E OBJECTIVO

As doenças pulmonares (cancro do pulmão, tuberculose, fibrose cística, infecções pulmonares bacterianas e fúngicas, asma e doença pulmonar obstrutiva crónica (DPOC) são as doenças pulmonares mais frequentemente encontradas (Willis et al., 2012).

A asma e a DPOC são doenças inflamatórias crónicas das vias respiratórias. A asma é uma obstrução reversível e variável das vias aéreas que frequentemente se resolve espontaneamente ou através de tratamento; a DPOC é definida como uma obstrução das vias aéreas que não é totalmente reversível e que progride (Sezgi e §enyigit, 2013). A limitação do fluxo aéreo é geralmente progressiva e está associada a uma resposta inflamatória anormal a partículas e gases nocivos no pulmão (Malerba et al., 2014).

Atualmente, os sistemas de administração de medicamentos por via nasal e pulmonar são muito importantes para o tratamento de doenças humanas. Estas vias oferecem alternativas promissoras aos sistemas de administração parentérica de medicamentos (especialmente medicamentos com péptidos e proteínas). Para este efeito, foram preparadas e investigadas formulações nasais e pulmonares de vários sistemas de administração de fármacos. Estes incluem lipossomas, prolipossomas, microesferas, géis, pró-fármacos e ciclodextrinas (Tiwari et al., 2012).

As moléculas dos medicamentos têm efeitos em regiões específicas, em receptores específicos ou em tecidos específicos do organismo. A interação do recetor específico com a molécula do fármaco pode aumentar a resposta farmacológica e, em alguns casos, pode ser promissora numa direção clínica. Quando o fármaco é administrado pela via normal (via oral ou injetável), o fármaco pode espalhar-se por todo o corpo. Entretanto, a interação não se faz apenas na região desejada, mas noutras regiões pode causar reacções indesejáveis. No entanto, quando as moléculas do fármaco são direcionadas para o local desejado, a biodisponibilidade pode aumentar (Pandey et al., 2004).

Os lipossomas são semelhantes às membranas celulares em termos de estrutura e conteúdo. Os factores mais importantes que determinam a eficácia dos lipossomas como sistemas de administração de fármacos são: o tamanho, a eficiência da carga do fármaco, a estabilidade da sequência de transporte e a interação biológica com as células. A forma mais comum destes padrões de interação é a endocitose, que ocorre durante ou após a adsorção (Zubayer Hossain Saad et al., 2012).

Novas substâncias activas em sistemas lipossómicos de administração de medicamentos; Dapsona, isofilina, amicacina. Chougule e colegas realizaram um estudo para avaliar a viabilidade prática da administração regional específica do pulmão de um inalador de pó seco de Dapson encapsulado em lipossomas para libertação prolongada do fármaco como uma alternativa eficaz à prevenção da pneumonia por Pneumocystis carinii (PCP) em doentes imunocomprometidos - Et al., 2008).

Em estudos in vivo, foi realizada cintigrafia gama e a formulação lipossomal parece ser melhor retida em libertação controlada (Arora et al., 2012).

A carga lipossómica e outras cargas finas e cargas de mistura podem ter um impacto significativo na dissociação da amicacina das formulações LDPI in vitro (Shah e Misra, 2004).

INFORMAÇÕES GERAIS
1.1. Pulmões
Os pulmões, situados no diafragma, nos lados direito e esquerdo da cavidade torácica (tórax), têm uma estrutura elástica espongiforme e funcionam como o principal órgão do sistema respiratório. Entre as camadas dos pulmões existe uma membrana de duas camadas chamada pleura, com um líquido pleural. A folha interna da pleura dos pulmões cobre firmemente a parede interna da folha externa da caixa torácica (Sunitha, 2011).

O segmento que separa os pulmões direito e esquerdo é designado por mediastino. O mediastino contém o coração, o esófago, a traqueia, os grandes vasos e nervos importantes. No interior do mediastino, virado para os pulmões, encontra-se o hilo pulmonar, por onde passam os brônquios principais, as veias e os nervos. O pulmão direito está dividido em três, o pulmão esquerdo em dois lóbulos com fendas profundas que se estendem até à região do úmero (Chaturevedi e Solanki, 2013).

As vias respiratórias podem ser consideradas como tubos ocos, que têm de estar sempre abertos. Estes tubos terminam nos pulmões com vesículas alveolares que estão constantemente a diluir-se e a dividir-se em milhões de ramificações. Os alvéolos, rodeados por uma rede de vasos sanguíneos, são definidos como saquetas cheias de ar que se assemelham a um cacho de uvas. Os alvéolos estão cobertos por um epitélio escamoso e os vasos capilares que rodeiam este epitélio estão localizados adjacentes ao endotélio. O tecido conjuntivo fino entre estes dois epitélios escamosos forma a membrana respiratória. Existem também macrófagos na superfície interna dos alvéolos (Karhale Ashish et al., 2012).

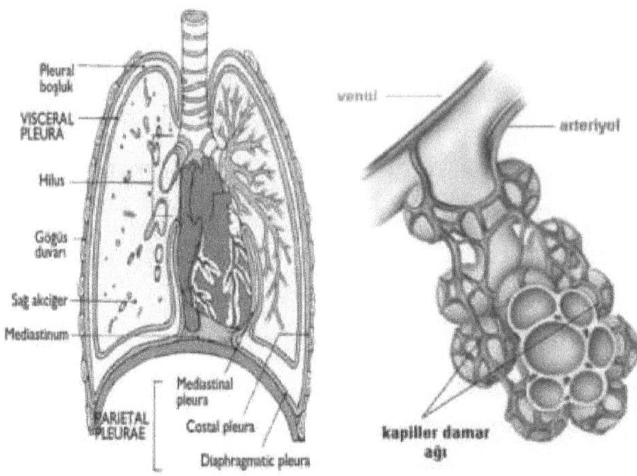

Figura 1. Pulmões e estruturas relacionadas; apresentação esquemática dos capilares pulmonares que rodeiam os alvéolos (Karhale Ashish et al., 2012).Entre o ar e o sangue nos alvéolos, a membrana respiratória, composta pela epiderme alveolar e pelo endotélio vascular, tem uma estrutura muito fina, com cerca de 1 μm, e a passagem de gás é fácil de ocorrer aqui. Os milhões de alvéolos que se encontram nos pulmões aumentam a superfície respiratória para proporcionar uma área de aproximadamente 70-100 m^2 . Membrana mucosa que cobre o trato respiratório; a superfície é constituída por epitélio silicoso e abundantes células secretoras mucosas e serosas, fibras elásticas e músculos lisos. A contração dos músculos lisos estreita as vias respiratórias. O epitélio silicoso, tal como uma vassoura, permite a poluição do ar. Os alvéolos são constituídos por células escamosas e produzem uma substância chamada "surfactante" que proporciona continuamente humidade e tensão nas faces internas (abertas como um balão). O líquido pleural lubrifica as superfícies pleurais, reduzindo a fricção entre a parede torácica e os pulmões durante os movimentos respiratórios. Se houver fuga de ar para o espaço pleural em algumas doenças, como uma cisterna dura, uma laceração pulmonar ou uma tuberculose, os pulmões elásticos e tensos contraem-se, o que se designa por pneumotórax. Em alguns casos, o líquido pode ser recolhido no espaço pleural. Recolha de líquido; o líquido claro é designado por derrame pleural ou hidrotórax, o líquido turvo, ou seja, um empiema inflamado e hemotórax com sangue (Smola et al., 2008).

1.2. Doenças pulmonares

O cancro do pulmão, a tuberculose, a fibrose cística, as infecções pulmonares bacterianas e fúngicas, a asma e a DPOC são as doenças pulmonares mais comuns, pelo que a DPOC e a asma serão mencionadas nesta secção (Willis et al., 2012).

A asma é uma doença respiratória que faz com que as vias respiratórias se tornem excessivamente sensíveis a um evento inflamatório em curso e que ocasionalmente se contraiam com alguma atividade e é uma doença pulmonar bloqueada e progressiva que resulta numa resposta inflamatória anormal a gases e partículas nocivos nos pulmões da DPOC (Sezgi e Senyigit, 2013).

1.2.1. Doença pulmonar obstrutiva crónica (DPOC)

A DPOC é uma doença em que a bronquite crónica e o enfisema, juntamente com as doenças respiratórias, são observados em conjunto. Nestas doenças, os pulmões e as vias respiratórias não conseguem funcionar corretamente porque perderam a sua flexibilidade. A bronquite crónica é normalmente causada por uma inflamação das vias respiratórias. A dispneia frequente e a tosse com expetoração/não expetoração podem ser observadas na epífise porque os alvéolos estão danificados (Prakash et al., 2013).

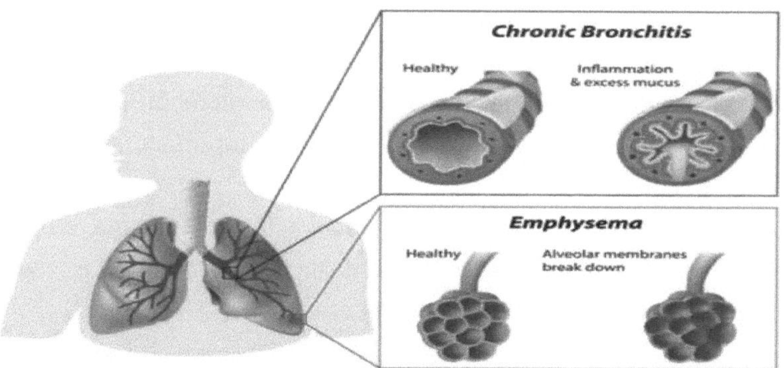

Figura 2. Representação esquemática dos pulmões na DPOC (Prakash et al., 2013)

A DPOC está associada a uma resposta inflamatória aumentada a muitos gases e partículas nocivos, particularmente ao consumo de cigarros (Sezgi e §enyigit, 2013). As células inflamatórias, como o aumento dos macrófagos, dos linfócitos T CD8 e dos neutrófilos, e os mediadores libertados por estas células (proteases como a elastase neutrofílica, o fator de necrose tumoral alfa (TNF-α), o interferão-gama (IFN-γ), a interleucina (IL)-1β e citocinas como a IL-6, quimiocinas como a IL-8) desempenham um papel importante. Além disso, o desequilíbrio oxidante/antioxidante, que é causado pelos radicais livres de oxigénio libertados pelas células inflamatórias, está também a tornar-se mais grave. Como resultado, desenvolve-se o estreitamento das pequenas vias aéreas, a hipersecreção de muco, a exsudação brônquica, a fibrose peribrônquica e o dano parenquimatoso (enfisema) (Barnes, 2004).

1.2.2. Asma

A asma é uma doença que se manifesta pela constrição das vias respiratórias e por ataques e crises. Os ataques de tosse, a pieira, a falta de ar e, sobretudo, a tosse nocturna podem ser um indício de asma. A asma é geralmente definida como episódios episódicos de irritação provocada por alergénios ou pelo exercício físico que não estão diretamente relacionados com o início precoce do consumo de cigarros (Bateman, 2005).

Existem factores comuns que afectam todos os doentes, bem como factores individuais que afectam cada doente separadamente. No inverno, todos os asmáticos aumentam geralmente, mas apenas os que têm alergia ao pólen são afectados pelo feitiço. Embora a poluição atmosférica doméstica seja a causa mais importante do consumo de cigarros, a interação com a utilização de substâncias mais limpas é também de grande importância no nosso país (Tyrrell e Tarran, 2013).

A asma pode ser controlada com as terapias actuais. Na asma, a utilização de corticosteróides inalados para controlar os sintomas e reduzir a hiperresponsividade das vias aéreas (Baker et al., 2014).

1.3. Sistemas de administração de medicamentos

Os novos sistemas de administração de medicamentos são definidos como sistemas que combinam um componente com outro químico para controlar a taxa de libertação, a libertação nos tecidos, ou ambos, com um dispositivo de administração de medicamentos ou um período de administração de medicamentos. O aumento da adesão dos doentes através do aumento da segurança e da eficácia dos produtos convencionais ou de novas moléculas, a redução dos efeitos secundários e o aumento da biodisponibilidade e dos índices terapêuticos são algumas das principais causas do estudo de novos sistemas de administração de medicamentos (Tiwari et al., 2012).

O direcionamento é importante no tratamento e o medicamento é enviado para a área desejada. Assim, os efeitos secundários e as reacções adversas não ocorrem noutros tecidos (Tiwari et al., 2012).

Se as seguintes condições forem conhecidas, a seleção do dispositivo adequado para o doente pode ser realizada com maior sucesso.

-) Caraterísticas do doente (doença, gravidade da doença, flutuação da obstrução das vias aéreas, etc.),
- i) o grupo farmacológico a que pertence o medicamento a selecionar,
- ii) Para que parte do pulmão o animal será deslocado,

Iv) Como fornecer o dispositivo mais facilmente pelo paciente (Dekhuijzen et al., 2013).

A nanotecnologia oferece grandes oportunidades para desenvolver novos sistemas de administração de medicamentos. Com estes sistemas, é possível aumentar a capacidade de seleção do fármaco, a solubilidade, a estabilidade do fármaco e da formulação, a área de superfície do fármaco e a taxa de dissolução do fármaco. Além disso, a biodisponibilidade oral e a sonolência do doente podem ser aumentadas, diminuindo a toxicidade do fármaco, a resistência necessária ao fármaco e a resistência contra o fármaco (Zubayer Hossain Saad et al., 2012).

As vantagens do sistema de administração de medicamentos no pulmão podem ser resumidas da seguinte forma.
• Sem necessidade de injeção
• Uma dose oral baixa é suficiente
• Falta de exposição do resto do corpo
• O efeito é visível muito rapidamente
• Sem efeitos secundários gastrointestinais
• Aliviar o fígado do efeito de primeiro trânsito do fígado (Chaturvedi e Solanki, 2013).

1.4. Técnicas de utilização de medicamentos para inaladores

A terapêutica por inalação é uma via particularmente preferida para medicamentos como os β-agonistas, os corticosteróides, os anticolinérgicos e o cromoglicato de sódio em doentes com asma e DPOC. Existem vantagens como a ação direta e rápida por inalação, a baixa dose do medicamento, os baixos efeitos secundários do medicamento (especialmente dos corticosteróides). Como exemplo de terapia por inalação baseada em tempos muito antigos, o vapor de enxofre e arsénico era utilizado no tratamento de algumas doenças em Hipócrates. Utilizando métodos de inalação de vapor nos anos 1800, esta técnica tornou-se popular no final do século XIX. Plantas como o vapor de água, os vapores de mentol e a Atropa bellodona foram plantadas sob a forma de cigarros (Sunitha et al., 2011).

Métodos de inalação

1) Inalador de dose calibrada (MDI)

11) Inalador de pó seco (DPI)

111) Nebulizador

112) 1. Inalador de dose calibrada (MDI)

Nesta técnica, que foi utilizada nos anos 50, os medicamentos armazenados em pequenos tubos estão sob a forma de suspensão dissolvida em propulsor. Quando se empurra o ativador através do tubo, o gás propulsor expande-se e expande-se à pressão atmosférica para permitir a aerossolização do medicamento. A utilização industrial foi proibida em muitos países (com o Protocolo de Montreal de 1987), uma vez que os clorofluorocarbonetos (CFC) liquefeitos, que têm a utilização mais generalizada como gases propulsores, danificam a camada de ozono na atmosfera. Estudos alternativos começaram a utilizar hidrofluoroalcanos (HFA134a e HFA227) em vez de CFC (Acerbi et al., 2007).

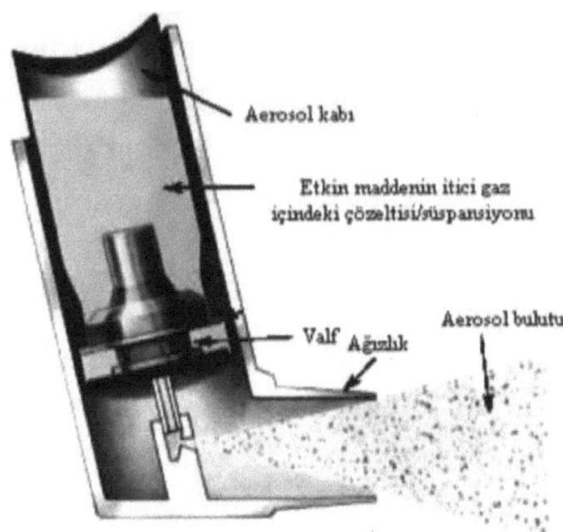

Figura 3. Representação esquemática do inalador de dose calibrada (Sunitha et al., 2011).

Devem ser pequenos e portáteis, os recipientes multidose devem ser fiáveis e mais baratos do que outros sistemas. As dificuldades de coordenação dos doentes, especialmente nas crianças e nos idosos, contam-se entre as principais desvantagens. Foram desenvolvidos sistemas de "espaçadores" para eliminar as desvantagens dos MDI. Existem vários tipos, como metal e plástico, utilizados entre o MDI e a boca. Este sistema, que tem uma vantagem importante nas crianças e nos adultos que não conseguem ter uma coordenação mão-boca, reduz a acumulação de partículas na orofaringe (Acerbi et al., 2007).

113) 2 Inalador de pó seco (DPI)

Enquanto investigavam novas substâncias em vez dos CFC utilizados nos DPI, as empresas também desenvolveram novos sistemas de inalação de pó seco adequados à forma de inalador. A penicilina aerossolizada foi aplicada em 1940 com uma técnica relativamente antiga. Os sistemas KTI, que armazenam partículas de fármaco muito pequenas como grandes agregados, funcionam com fluxo inspiratório. A eficácia da técnica KT; frequência e profundidade da inspiração, idade, gravidade da doença, volume pálido, frequência respiratória. Os dispositivos de KTi com diferentes tipos e estruturas técnicas diferem na sua resistência interna durante a inspiração. A taxa de inspiração deve ser de pelo menos 30 L / min para que o sistema seja eficaz (Yang et al., 2014).

TIPOS DE PDI:

- Aerolizer (formoterol, budesonida)
- Diskhaler (salbutamol, beclametasona, salmeterol)
- Turbuhaler (terbutalina, formoterol, budesonida)
- Diskus (propionato de fluticasona, salmeterol).

Estes medicamentos podem ser utilizados isoladamente ou em combinação (Yang et al., 2014).

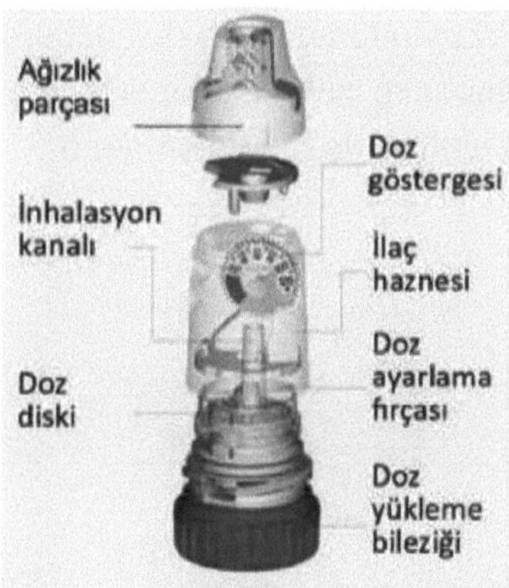

Figura 4. Apresentação esquemática do inalador de pó seco (Sunitha et al., 2011).

2.4. 3. Nebulizador

Foram desenvolvidos nebulizadores que são utilizados em exacerbações graves de asma que requerem coordenação respiratória, como o MDI e o DPI, que são eficazes em correntes inalatórias baixas, especialmente em crianças, em idosos e em medicamentos inalados em doses elevadas. Atualmente, são cometidos muitos erros em termos de indicações e aplicações durante a utilização terapêutica dos nebulizadores.

As aplicações clínicas incluem nebulizadores a jato, nebulizadores ultrasónicos com diferentes técnicas de funcionamento.

a)   b)

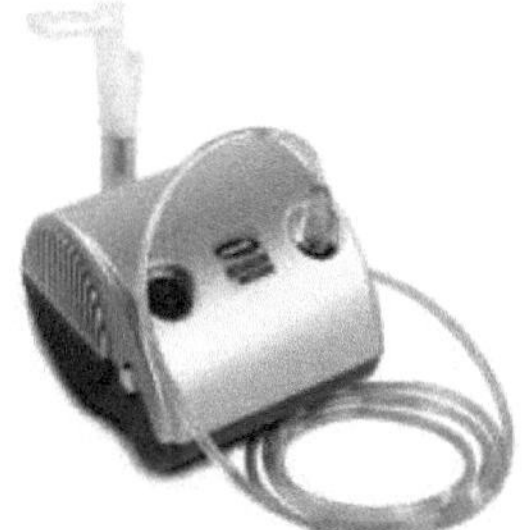
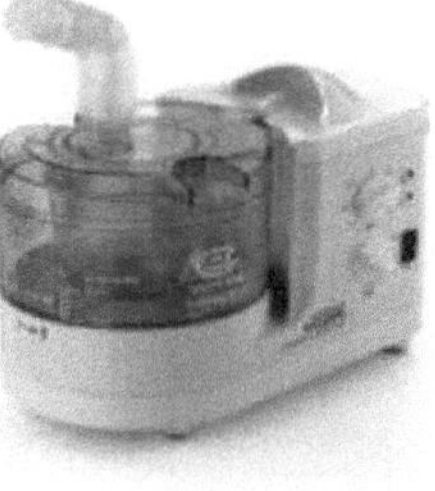

Figura 5. Tipos de nebulizadores: a) Nebulizador de jato b) Nebulizador ultrassónico (Sunitha et al., 2011).

Nebulizadores de jato: À medida que um propulsor (oxigénio ou ar) fornecido através de um compressor entra no líquido a partir de uma área estreita, formam-se pequenas partículas (atomização). As partículas com um diâmetro de 15-500 μm, que ainda não atingem o trato respiratório inferior, são divididas em pequenas partículas que podem ser atingidas por um obstáculo no sistema (aerossolização).

Nebulizadores ultra-sónicos: Neste sistema, que se baseia na separação de pequenas partículas com a vibração do líquido, o diâmetro das partículas diminui à medida que a frequência aumenta. Este facto pode levar a um sobreaquecimento e a efeitos nocivos. O trabalho silencioso, a rápida inalação do fármaco e os benefícios sem coordenação podem ser classificados como desvantajosos, caros e difíceis de transportar (Sunitha et al., 2011).

1.5. Mecanismos de acumulação de partículas pulmonares

Acumulação de medicamentos no trato respiratório;

1.5.1. Sedimentação por gravidade

-impacto

1.5.2. é realizada por mecanismos de difusão.

As partículas grandes de fármaco são frequentemente armazenadas pelos dois primeiros mecanismos nas vias respiratórias, enquanto as partículas pequenas seguem a propagação para a periferia dos pulmões (Chaturvedi e Solanki, 2013).

1.5.3. Sedimentação

A sedimentação ocorre num fluxo de ar baixo se a força da gravidade for eficaz sobre as partículas e superior à força do fluxo de ar. As vias respiratórias pulmonares apresentam condições diferentes consoante a acumulação de partículas, a direção do fluxo de partículas e a direção da força gravitacional. As partículas podem aumentar de tamanho devido à natureza higroscópica à medida que as partículas grandes passam pelas passagens de ar e sedimentam (Chaturvedi e Solanki, 2013).

1.5.4. Difusão

Se o tamanho das partículas for inferior a 0,5 µm de diâmetro, a acumulação pode ocorrer por difusão. A difusão aumenta com a diminuição do tamanho das partículas e da taxa de fluxo. A maior acumulação ocorre na região alveolar devido à longa permanência e às pequenas vias aéreas (Chaturvedi e Solanki, 2013).

1.6. Tratamentos farmacológicos na DPOC

Os objectivos previstos para o tratamento da DPOC são;

* Prevenção da progressão da doença
* Redução dos sintomas
* Aumento da tolerância ao exercício
* Correção da qualidade de vida
* Prevenção e tratamento de complicações
* Redução da mortalidade (Sezgi ve Senyigit, 2013).

As abordagens de tratamento da DPOC são apresentadas em seguida;

1. Formação do paciente
2. Redução dos factores de risco; Fumo de cigarros, redução da exposição ambiental e profissional
3. Tratamento farmacológico
a.　Terapia broncodilatadora
b.　Tratamento anti-inflamatório
c.　Outros tratamentos farmacológicos
4. Tratamentos não-farmacológicos; Reabilitação, oxigenoterapia, suporte ventilatório, métodos cirúrgicos

O tratamento farmacológico na DPOC é efectuado para prevenir o controlo dos sintomas e dos sintomas, para reduzir a frequência e a gravidade dos ataques, para melhorar o estado de saúde e a tolerância ao exercício. Foi demonstrado que estes tratamentos não podem evitar a deterioração da função pulmonar numa pessoa que tenha sido exposta à DPOC a longo prazo (Cooper e Tashkin, 2007).

1.1.1. Tratamentos broncodilatadores

Os broncodilatadores, que são atualmente os fármacos mais utilizados no tratamento da DPOC, provocam broncodilatação ao afectarem o tónus do músculo liso das vias aéreas. Os tratamentos com broncodilatadores na DPOC causam efeitos fisiologicamente mensuráveis e clinicamente avaliáveis. Os efeitos do tratamento broncodilatador na DPOC são;

1.1.1.1.　Efeitos fisiológicos:

* Aumento do FEV1 e da FVC (minimamente)
* Diminuição da hiperinsuflação em repouso e dinâmica
* Aumento do VO2 e da capacidade de marcha (disponibilidade limitada)

1.1.1.2. Efeitos clínicos:
• Diminuição da dispensa de repouso e de exercício
• Aumento da capacidade de exercício (exercício limitado)
• Diminuição dos sintomas noturnos
Tratamentos broncodilatadores na DPOC;
• Para ser administrado quando necessário (como um analgésico sintomático) ou
• Medicamentos principais administrados regularmente (para reduzir e prevenir os sintomas, para controlar os sintomas) (Dekhuijzen et al., 2013).

1.1.1.3. Medicamentos anticolinérgicos

Fármacos anticolinérgicos; A utilização destes fármacos na DPOC foi reforçada pela melhor compreensão do sistema nervoso autónomo e dos mecanismos colinérgicos das vias respiratórias e pelo desenvolvimento de fármacos pouco anticolinérgicos com efeitos secundários no último quartel do século XX, como os "cigarros para a asma" de folhas e raízes da planta Datura stromonium. Estes: brometo de ipratrópio, brometo de oxitrópio e o recentemente desenvolvido brometo de tiotrópio (Shah et al., 2012).

Mecanismo de ação: As vias aéreas têm uma inervação colinérgica muito rica e os nervos colinérgicos actuam sobre os receptores muscarínicos através da acetilcolina. Os anticolinérgicos bloqueiam os receptores muscarínicos, impedindo a passagem dos estímulos. Um anticolinérgico com estas propriedades, o brometo de tiotrópio, é um antagonista seletivo dos receptores muscarínicos, potente e de longa duração de ação (Prakash et al., 2013).

Local de tratamento: Devido ao componente único reversível da obstrução das vias aéreas na DPOC, os anticolinérgicos são utilizados como broncodilatadores altamente eficazes na DPOC (Shah et al., 2012).

á muitos estudos sobre a eficácia dos anticolinérgicos no tratamento da DPOC. A melhoria clínica da DPOC traduz-se por um aumento geral da qualidade de vida do doente, graças às alterações espirométricas do VEF1 e, sobretudo, dos parâmetros de hiperinsuflação, à diminuição da dispneia de exercício, ao aumento parcial da capacidade de exercício e à diminuição do número de crises (Patton, 2000).

Tabela 1. Formas inalatórias e doses diárias de anticolinérgicos no tratamento da DPOC (Akkoca Yildiz, 2005).

AntikolinerjiWer	ODI	KTI	NebijlizatorsDliisyonu
Kisa Btkililer			
Brometo de ipratrópio	20 µg 6-8 saatte 2 kez	200 PS	0,25-0,50 rng/2 mL 6-8 saatte 0,5 mg
Oksltroplum bromid	100 pg 8 saatte 2 kez	IOO µg	1,5 mg/mL
Uzun etkili			
Brometo de tiotrópio		18 µg grinds tek do;	

Brometo de tiotrópio: Um anticolinérgico seletivo de longa duração de ação. Estudos realizados no local de tratamento da DPOC mostraram que o tiotrópio é uma das opções importantes no tratamento da DPOC. Funcionalmente, a resposta provou que o uso de salbutamol foi superior ao brometo de ipratrópio em termos de ataques e fiabilidade (Salvi et al., 2014). Efeitos secundários: Os efeitos secundários sistémicos não são observados com muita frequência porque são minimamente absorvidos na mucosa e a sua aplicação é geralmente segura. Podem ser observados menos de 6% de boca seca e sabor metálico, 10% de tosse ligeira. Vários estudos registaram um aumento do prostatismo, obstrução do colo da bexiga, obstipação e glaucoma. Além disso, a aplicação incorrecta da técnica de inalação pode resultar num aumento dos sintomas de glaucoma agudo (Gross, 2004).

1.1.1.4. Medicamentos β2-agonistas

Os β2-agonistas são utilizados como broncodilatadores no tratamento da DPOC nas formas de ação curta (salbutamol, terbutalina) e de ação longa (formoterol, salmeterol) (Garkavaya et al., 2005).

Mecanismo de ação: Embora não exista inervação simpática no músculo liso das vias aéreas, a broncodilatação é conseguida através da inibição da contração muscular pela estimulação dos receptores β2 na membrana das células musculares lisas pelas catecolaminas circulantes. Os receptores β2 encontram-se intensamente nas células do músculo liso das vias aéreas, nas células epiteliais, nas glândulas secretoras e nos alvéolos do tecido pulmonar (Fernandes e Vanbever, 2009).

Localização do tratamento: Não existem provas de que a utilização regular de terapêutica broncodilatadora na DPOC altere a evolução da DPOC. Devido às interações rápidas com os doentes com queixas intermitentes, é adequada a administração de β2-agonistas de curta duração "eficazes". Embora a asma demonstre que o efeito dos β2-agonistas de curta duração na DPOC é mais lento, também provoca uma resposta em poucos minutos devido à sua rápida atividade. Este efeito prolonga-se por quatro a seis horas, com um pico em 15-30 minutos. Estes fármacos administrados por inalação ou por via sistémica são geralmente preferidos sob a forma de inalador. Os β2-agonistas de ação prolongada devem ser administrados em doentes com DPOC moderada a grave que necessitem de tratamento regular. Nestes doentes, os efeitos broncodilatadores de longa duração são preferíveis aos dos β2-agonistas de curta duração, devido à facilidade de administração e ao aumento da adesão ao tratamento. O efeito do formoterol inicia-se em poucos minutos, enquanto o efeito do salmeterol se inicia em 20-30 minutos. Foi referido que o formoterol também pode ser aplicado quando é necessário um efeito agudo. O efeito é resumido em duas horas para cada medicamento e dura aproximadamente 12 horas (Tyrrell e Tarran, 2013).

Tabela 2. Formas de inalação e doses diárias de β2-agonistas de curta e longa duração utilizados na DPOC (Akkoca Yildiz, 2005).

β - agonistler₂	ODI	KTI	Soluções de nebociabilização
Seleção de produtos			
Terbutalina	250 µg 4-6 saatte 1-2 kez	500 µg 4-6 saatte 1-2 kez	10 µg/mL, 0,5 mL 4-6 saatte 0,5 mL
Salbutamol	100 µg 4-6 saatte 2-4 kez	200 µg 4-6 saatte 1-2 kez	2,5 mg/2,5 ml 4-6 saatte 2,5 ml
Proteção de dados			
Salmeterol	25 µg 12 saatte 2-4 kez	50 µg 12 saatte 1-2 kez	-
Formoterol	12 µg 12 saatte 1-2 kez	12 µg 12 saatte 1-2 kez	-

Efeitos secundários: Tremores, palpitações, dores de cabeça, hipocalemia, hiperglicemia, hipercolesterolemia, cãibras musculares, broncoespasmo paradoxal, urticária e cardiotoxicidade. Também cardiotoxicidade; taquicardia, alterações da tensão arterial, batimentos prematuros supraventriculares e ventriculares. Estes efeitos secundários são frequentemente observados após a utilização sistémica ou de doses muito elevadas no inalador. Os estudos realizados com β2-agonistas de ação prolongada mostraram geralmente que estes fármacos são bem tolerados pelo doente (Chen et al., 2012).

1.1.1.5. metilxantinas

Embora a teofilina tenha sido utilizada durante muitos anos no tratamento da DPOC, o prognóstico tem vindo a diminuir gradualmente devido a factores como a presença de broncodilatadores mais recentes e a introdução do tratamento, o estreitamento da gama de tratamento da teofilina, as baixas taxas de eficácia e os efeitos secundários após a década de 1990, e a terceira opção passou a ser os medicamentos broncodilatadores. Mas nos últimos anos, foram introduzidas novas ideias no mecanismo de ação destes fármacos e, especialmente com a introdução de efeitos anti-inflamatórios, foram discutidos medicamentos. Metilxantinas; Teofilina, aminofilina e 1,3-dimetilxantinas. Outros: teobromina (3,7 dimetilxantina) e cafeína (1,3,7 trimetilxantina). A enprofilina é um potente fármaco derivado da metilxantina em fase de investigação (Arora et al., 2012).

Mecanismo de ação: Os mecanismos de ação celular das metilxantinas na broncodilatação não são totalmente conhecidos. As metilxantinas inibem a enzima fosfodiesterase de forma não selectiva e aumentam a concentração intracelular de AMPc para relaxar a musculatura lisa. A teofilina também provoca a ativação dos canais de potássio activados pelo cálcio, aumentando os níveis de AMPc. Tem efeitos positivos no mecanismo de desobstrução mucociliar, proporcionando o transporte de água a partir da célula epitelial das vias aéreas e aumentando a frequência de gotas de seda (Makino et al., 2004).

Local de tratamento: Sabe-se que as metilxantinas são preparações de libertação lenta da teofilina na ausência do nível sérico efetivo e da estabilidade do fármaco durante o tratamento de casos de DPOC (Adachi et al., 2008).

Consequentemente, as metilxantinas são os medicamentos de terceira linha utilizados como broncodilatadores no tratamento da DPOC e recomenda-se a sua utilização isolada ou em combinação com anticolinérgicos e b2-agonistas em doentes cujos sintomas não podem ser controlados com estes medicamentos (inalador) ou não podem ser utilizados devido a efeitos secundários (Graham Barr, 2003).

Tabela 3. Metilxantinas utilizadas no tratamento da KOH (Akkoca Yildiz, 2005).

Metilksantinler	Oral	Siipozituvar	Patenterai
Teofilina	100 mg	-	200 mg de teofilina +
	200 mg		40 mg de etilendiamina
	300 mg		
	350 mg		
Dihidroksipropil teofilina	400 mg	400 mg	300 mg
Aminofilina	100 mg	-	240 mg
	200 mg		

Efeitos secundários: Efeitos secundários como irritação gástrica, náuseas, vómitos, refluxo gastroesofágico, diarreia, tremores, dores de cabeça, inquietação, perturbações do sono, ataques epilépticos, paralisia e arritmias cardíacas são normalmente observados em concentrações superiores a 20 µg/mL. As queixas relacionadas com irritação gástrica e tremores são observadas mais frequentemente em doses de tratamento, mas efeitos adversos como arritmia, convulsões ou morte são observados especialmente em níveis séricos elevados (Chen et al., 2005).

1.1.1.5.1. *Teofilina*

O efeito broncodilatador da teofilina, bem como as melhorias nos mecanismos de ação anti-inflamatória, é o tratamento da DPOC no futuro, que é um medicamento muito controverso. A teofilina é considerada o primeiro medicamento a ter efeitos anti-inflamatórios na DPOC em doses baixas e a impedir a progressão da doença. Além disso, foi relatado que a teofilina pode ter um papel importante no tratamento da DPOC no futuro

(Dubuis et al., 2014), uma vez que os corticosteróides têm um efeito inflamatório, eliminando a resistência aos esteróides observada na DPOC.

1.1.2. Terapias anti-inflamatórias

1.1.2.1. glucocorticosteróides

Uma vez que a DPOC tem uma inflamação crónica nas vias respiratórias, foi sugerido que os corticosteróides podem ser utilizados nesta doença e o trabalho nesta área tem aumentado. No entanto, as caraterísticas da inflamação na DPOC incluem algumas diferenças em relação à inflamação que se desenvolve na asma. Na DPOC, observam-se as vias aéreas, o parênquima e as estruturas vasculares com uma inflamação predominante em neutrófilos, macrófagos e linfócitos T CD8. Os corticosteróides têm um efeito muito potente sobre a inflamação na asma, que é dominada por eosinófilos. Pensa-se que os corticosteróides são muito ineficazes nesta inflamação porque a DPOC é uma inflamação predominante de neutrófilos. Além disso, os corticosteróides aumentam o número de neutrófilos periféricos, inibindo a apoptose destas células. Em alguns estudos, não se verificou uma diminuição do número de neutrófilos no lavado broncoalveolar após a terapêutica com corticosteróides inalados.

Para além dos estudos que demonstram uma redução da concentração de citocinas e dos níveis de proteases após a terapêutica com corticosteróides inalados em doses elevadas, foram também publicados estudos que não acompanham esta redução. A combinação de teofilina e corticosteróides suprime sinergicamente a expressão de genes inflamatórios. No entanto, parece haver necessidade de estudos maiores e mais clínicos nesta área (Konduri et al., 2003).

Para além dos estudos que demonstram uma redução da concentração de citocinas e dos níveis de proteases após a terapêutica com corticosteróides inalados em doses elevadas, foram também publicados estudos que não acompanham esta redução. A combinação de teofilina e corticosteróides suprime sinergicamente a expressão de genes inflamatórios. No entanto, parece haver necessidade de estudos maiores e mais clínicos nesta área (Konduri et al., 2003).

Local de tratamento: A necessidade de utilização a curto e a longo prazo de corticosteróides inalados na DPOC não é clara desde há anos. Em quatro grandes estudos que avaliaram os resultados da utilização a longo prazo, foram administrados diferentes corticosteróides inalados em diferentes doses e com durações semelhantes às da DPOC grave (três anos). Os autores relataram que a terapia de corticosteróides inalados de alta dose a longo prazo na DPOC moderada a avançada resultou em melhoria clínica do evento (Alouache et al., 2006).

Tabela 4. Corticosteróides inalados (Akkoca Yildiz, 2005).

Koftikosteroidter	ODl	KT|	NebijlizatorsolOsyonu
Beklometazon dipropionat	50/250 µg	200 pg	-
Budesonida	50/200 µg	100/200/400 µg	0,25-0,50 mgM
Flutikazon propional	50/125 µg	100/250 µg	0,5-2 mg/2 ml

Tratamento da terapêutica com corticosteróides orais a longo prazo na DPOC; os tratamentos orais que duram mais de duas semanas não são recomendados devido à falta de provas de benefícios a longo prazo, aos efeitos secundários (desenvolvimento de miopatia, fraqueza muscular, perda funcional e insuficiência respiratória) (Calverley et al., 2010).

Efeitos secundários: Os efeitos secundários dos corticosteróides inalados são geralmente tóxicos. A sensação de ardor na garganta, a ansiedade vocal e a tosse são os efeitos secundários locais mais comuns, podendo desenvolver-se dermatite periorbital e candidíase oral após uma utilização prolongada. No entanto, podem ocorrer alguns efeitos secundários sistémicos após a administração de doses elevadas. Foram notificados efeitos secundários como o adelgaçamento da pele, a supressão da suprarrenal, a diminuição da densidade mineral óssea, cataratas e glaucoma (Mayank e Ambikanandhan, 2001).

1.1.2.2. *Utilização combinada de β2-agonistas de longa duração e corticosteróides na DPOC*

Os β2-agonistas de ação prolongada melhoram a cura sintomática na DPOC e aumentam a qualidade de vida do doente ao prolongar a duração dos ataques. Os corticosteróides aumentam a qualidade de vida ao reduzir os ataques, embora não afectem o declínio anual do FEV1. Existem poucos estudos sobre a utilização conjunta de β2-agonistas de longa duração e corticosteróides, o controlo dos sintomas e a recuperação funcional na

DPOC (Latorre et al., 2014).

Em pacientes com DPOC, β2-agonista de longa ação com o tratamento que eles ser usado em combinação com corticosteróides (salmeterol-propionato de fluticasona, e formoterol-budesonida) este estudo relata mostrado para causar melhora funcional e clínica no tratamento combinado de pacientes (Latorre et al, 2014).

1.1.3. Outros tratamentos farmacológicos

1.1.3.1. vacinas

Vacina contra a gripe; é aplicada para reduzir a mortalidade causada por infecções bacterianas secundárias frequentes durante epidemias de gripe e insuficiência cardíaca. Pode reduzir as doenças graves e as mortes em 50% na DPOC. Uma vez que a estrutura antigénica muda constantemente devido à capacidade de mutação, a vacina é inactivada a partir de três tipos de estirpes de vírus que se estima serem prevalecentes no ano seguinte. Deve ser efectuada uma vez por ano (outono) ou duas vezes (outono-inverno) (Arandjus et al., 2006).

Vacina pneumocócica: 23 é uma vacina polivalente preparada a partir de cápsulas polissacáridas de serótipos pneumocócicos e tem uma duração de cinco a oito anos. Afirma-se que a vacinação é cerca de 60% dos protectores na DPOC e noutras doenças pulmonares crónicas (Arandjus et al., 2006).

1.1.3.2. Estimulantes respiratórios

O bismesilato de almetrina, o equilíbrio ventilação/perfusão e a oxigenação são corrigidos através da vasoconstrição hipóxica. O uso regular na DPOC não é recomendado devido aos numerosos efeitos adversos do bismesilato de almdrina, que não é afetado pela qualidade de vida (Hanania et al., 2006).

2.7. Fármacos direcionados

A orientação dos medicamentos consiste em dirigir seletivamente a substância farmacologicamente ativa para a região de efeito ou de absorção. Alvo: um órgão específico, uma estrutura celular ou uma região intracelular. Uma abordagem tão ambiciosa da administração de fármacos não é, de facto, nova (Tomlinson e Livingstone, 1989).

O transporte seletivo do fármaco em determinados focos do organismo tem duas vantagens vitais:

1) Proporciona a melhor interação com o medicamento na área pretendida.

2) Redução da dose da substância ativa e entrega da substância ativa apenas ao órgão-alvo. Assim, quaisquer efeitos secundários ou efeitos colaterais podem ser minimizados ao mínimo (Pandey et al., 2004).

Assim, a administração de medicamentos num local específico pode melhorar significativamente o índice terapêutico do medicamento. Vantagens do transporte específico por zona; A área do doente é facilmente acessível. Por exemplo, o tratamento inalatório da asma tem vantagens significativas em termos de efeitos secundários e de dosagem em comparação com outras formas de dosagem (Tomlinson e Livingstone, 1989).

Muitas doenças são difíceis de tratar devido à ocorrência limitada de medicamentos. Algumas infecções intracelulares específicas (por exemplo, a SIDA), doenças do sistema nervoso central, doenças do sistema imunitário, cancro e doenças arteriais estão incluídas nos medicamentos específicos (Manish e Vimukta, 2011).

A distribuição biológica inadequada do fármaco na área de efeito (por exemplo, nas articulações reumatóides) requer a utilização de doses elevadas do fármaco. Os eventos relacionados com o metabolismo do fármaco são geralmente prejudiciais para o doente. Assim, a seletividade do fármaco para a região-alvo e o comportamento do fármaco resultando em baixas doses de substância ativa podem ser controlados (Rani e Paliwal, 2014).

3) 7.1. Etapas da seleção de alvos

• Entrada selectiva do fármaco na região alvo,

• Manter-se nessa área,

• Eficácia do medicamento,

• A dosagem adequada é feita sob a forma de frequência e de ajuste de frequência (Juliano, 1991).

4) 7.2. A essência da definição de objectivos por fases

• A maioria dos efeitos secundários e a redução da dose para atingir o corpo na área da doença ou células especiais substância ativa,

• Em primeiro lugar, o acesso às zonas activas (por exemplo, regiões intracelulares, vírus, bactérias, parasitas)

• Dependendo do recetor farmacológico, tanto o fármaco como o organismo protegem-se um ao outro (fármacos polipeptídicos) na taxa de dose e na taxa de fármaco até atingir a área de efeito (Van Rijt et al., 2014).

2.8. nanopartículas

As nanopartículas são nanomateriais frequentemente utilizados e explorados em estudos nanotecnológicos. Devido às suas propriedades ópticas, magnéticas, electrónicas e catalíticas avançadas, muitas áreas de nanopartículas são utilizadas; (Ghosh et al., 2008), a utilização do fármaco como sistema de administração de fármacos no diagnóstico e tratamento de doenças é investigada.

As nanopartículas com dimensões inferiores a 100 nanómetros (nm) apresentam propriedades que são consideradas muito superiores às dos materiais volumétricos (Mohanraj e Chen, 2006).

2.8.1. Classificação das nanopartículas

Sistemas de emulsão: Micro- e nanoemulsões, emulsões múltiplas

Sistemas vesiculares: Lipossomas, niozomas

Sistemas de partículas: Nano e microcápsulas / esferas, nano e microesferas de lípidos sólidos

Sistemas poliméricos porosos: Microesferas

Sistemas moleculares: Os complexos de inclinação podem ser classificados como sistemas poliméricos com impressão molecular (Willis et al., 2012).

Verifica-se que os sistemas nanoparticulares têm muitas propriedades superiores aos sistemas clássicos de administração de medicamentos. Estas;

- Direcionar a substância ativa para a região desejada
- Aumentar a resolução
- Aumentar a estabilidade
- A duração do período de circulação do kanda
- Aumento da biodisponibilidade
- Libertação controlada
- Efeito em dose baixa
- Para além da capacidade de reduzir os efeitos secundários, a elevada adesão dos doentes devido à baixa frequência de dosagem é também considerada uma vantagem importante (Willis et al., 2012).

As nanopartículas podem ser preparadas de muitas formas diferentes, consoante as propriedades pretendidas e as estruturas dos materiais utilizados. Os principais métodos utilizados na preparação de nanopartículas são

- Secagem por pulverização
- Métodos de criopreservação
- Métodos mecânicos
- Métodos de precipitação
- Métodos de formulação de emulsões (Ruchi et al., 2012).

No método de secagem por pulverização; A solução que contém o polímero preparado, a substância ativa e as substâncias auxiliares é pulverizada num meio fechado por meio de um pulverizador. A alta temperatura, o solvente evapora-se e obtêm-se estruturas particuladas em pó.

No método de preparação por congelação, existem duas abordagens, a pulverização em líquido e a congelação e liofilização. Utilizando azoto líquido ou congeladores de baixa temperatura, a solução que contém o polímero, a substância ativa e os adjuvantes é congelada e, em seguida, o solvente é sublimado a baixa pressão para obter partículas em pó. Ambos os métodos são frequentemente preferidos devido à sua facilidade de aplicação e à capacidade de obter partículas diretamente na forma de pó.

A moagem a partir de métodos mecânicos é um método de utilização de moinhos que permite a obtenção de partículas mais pequenas através da redução do tamanho das partículas. Num método preferencial de formulação de materiais altamente solúveis em água, existe uma elevada probabilidade de problemas de homogeneidade na distribuição do tamanho das partículas (Ruchi et al., 2012).

2.9. Lipossomas

Os lipossomas são os nano-transportadores mais comuns desenvolvidos para a administração de medicamentos desde 1965. A rápida eliminação dos lipossomas pelas células fagocíticas e o carregamento de fármacos em doses elevadas são as principais desvantagens dos lipossomas. O revestimento da superfície dos lipossomas com um polímero biocompatível, como o polietilenoglicol (PEG), garante a sua permanência na corrente sanguínea durante mais tempo e a sua orientação. As formulações lipossómicas são utilizadas no tratamento do cancro, na terapia genética, no tratamento de doenças infecciosas, no tratamento de doenças dermatológicas e em aplicações de diagnóstico (Muralidharan et al., 2014).

Os lipossomas são os nano-transportadores mais comuns desenvolvidos para a administração de medicamentos desde 1965. A rápida eliminação dos lipossomas pelas células fagocíticas e o carregamento de fármacos em doses elevadas são as principais desvantagens dos lipossomas. O revestimento da superfície dos lipossomas com um polímero biocompatível, como o polietilenoglicol (PEG), garante a sua permanência na corrente sanguínea durante mais tempo e a sua orientação. As formulações lipossómicas são utilizadas no tratamento do cancro, na terapia genética, no tratamento de doenças infecciosas, no tratamento de doenças dermatológicas e em aplicações de diagnóstico (Muralidharan et al., 2014).

Os lipossomas são pequenas vesículas com uma estrutura anfifílica. Têm a capacidade de transportar moléculas de água e de óleo na água graças às regiões hidrofílicas e hidrofóbicas que contêm. Os lipossomas são compostos principalmente por fosfolípidos; têm sido utilizados como modelos de membranas durante muitos anos pelos cientistas devido à sua semelhança com a membrana celular em termos de estrutura e conteúdo, à sua não toxicidade e ao facto de o seu conteúdo químico ser determinado pelo investigador. Os lipossomas formados como resultado do espalhamento de fosfolípidos sintéticos em meio aquoso por vários métodos em condições experimentais são também utilizados como sistemas de administração de fármacos, uma vez que têm a capacidade de encapsular outras substâncias adicionadas na fase de preparação. Além disso, a utilização destas vesículas no sector dos cuidados de saúde ganhou impulso nos últimos anos com o desenvolvimento de lipossomas inteligentes que podem ser direcionados para células-alvo específicas (Willis et al., 2012).

Os lipossomas são sistemas vesiculares lipídicos compostos por partes interiores aquosas contidas em bicamadas de fosfolípidos naturais ou sintéticas. (A) pequenas vesículas de camada única (SUV), (b) grandes vesículas mono-lamelares (LUV) e (c) fármacos hidrofílicos e hidrofílicos como os lipossomas, vesículas multi-lamelares (MLV))

- Vesículas Multilamelares (MLV): As lacunas entre duas camadas em vesículas multilamelares (MLV), com dimensões entre 50-100 nm, surgiram como consequência do equilíbrio entre as forças de van der Waals e de atração eletrostática, com forças de hidratação repulsivas entre as lâminas laminadas.

- Pequenas Vesículas Unilamelares (SUV): Pequenas vesículas unilamelares com tamanho entre 25-50 nm, vesículas com diâmetros de cerca de 200-500 angstroms. A porção líquida está rodeada por apenas um par de camadas lipídicas. Para além do seu tamanho, as SUV também variam nas suas várias caraterísticas.

- Grandes Vesículas Unilamelares (LUV): Os diâmetros destes tipos de vesículas variam de alguns micrómetros a alguns micrómetros (Zubayer Hossain Saad et al., 2012).

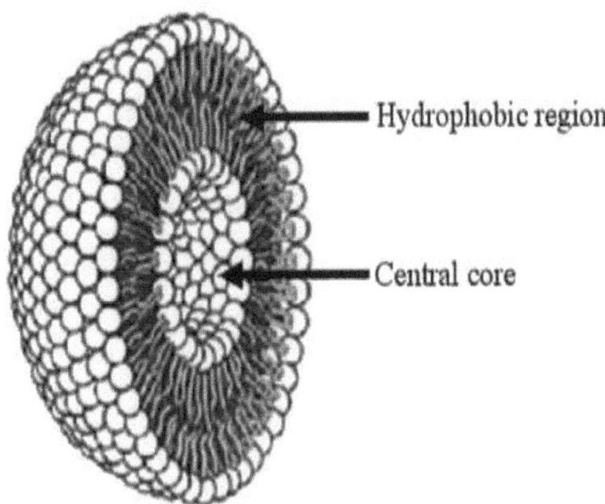

Figura 6. Vista esquemática do lipossoma (Vanniasinghe et al., 2009).

2.9.1. Métodos de preparação de lipossomas

Quando os fosfolípidos são adicionados à água, enquanto as regiões hidrofílicas são dirigidas para a água, as regiões hidrofóbicas afastam-se da água e formam uma vesícula. As interações de Van der Waals entre as moléculas de fosfolípidos e as interações hidrofóbicas entre os fosfolípidos e as moléculas de água permitem a formação de uma estrutura de lipossoma em bicamada.

Etapas de preparação dos lipossomas;
- Secagem de lípidos dissolvidos em solvente orgânico
- Criação de lipossomas em meio aquoso
- A análise dos lipossomas resultantes (Chaturevedi e Solanki, 2013).

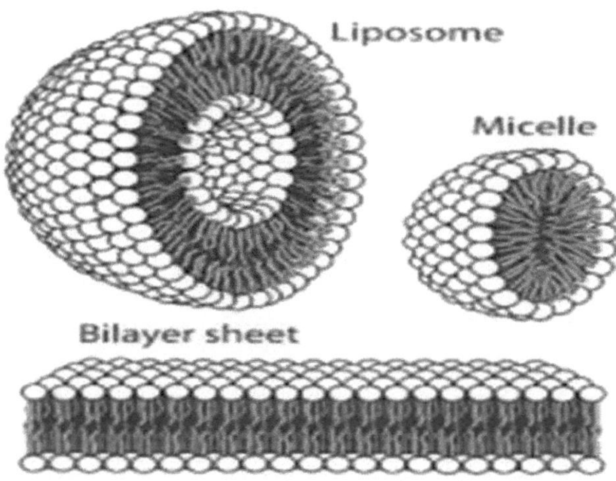

Figura 7. Lipossomas, micélio, estrutura da membrana em bicamada (Tiwari et al., 2012).

2.9.2. Fármacos alvo com lipossomas

- Nanolipossomas utilizados para impedir a absorção pelos macrófagos alveolares,
- Em infecções fúngicas pulmonares, colocação de lipossomas em macrófagos,
- Modificação da superfície com ligandos (anticorpos, enzimas, proteína A, açúcares)
- Os lipossomas sensíveis ao pH na libertação de fármacos específicos para tumores podem ser dados como um exemplo de sistemas de libertação de fármacos lipossomais utilizados no direcionamento de fármacos (Yas,

2014).

Um método de produção;

- Ser simples, normalizável, reproduzível e a um preço razoável,

- garantir que os produtos são capazes de manter a homogeneidade e a estabilidade durante um período de tempo suficiente,

- A dimensão e outras caraterísticas são necessárias para permitir a produção de produtos que sejam tão controláveis quanto possível (Wauthoz e Amighi, 2014).

Sabe-se que os lipossomas podem sofrer interações celulares de diferentes formas, como a fusão, a adsorção, a endocitose e a fagocitose. Dependendo do lipossoma e do tipo de célula, pode ocorrer interação com um ou vários destes processos.

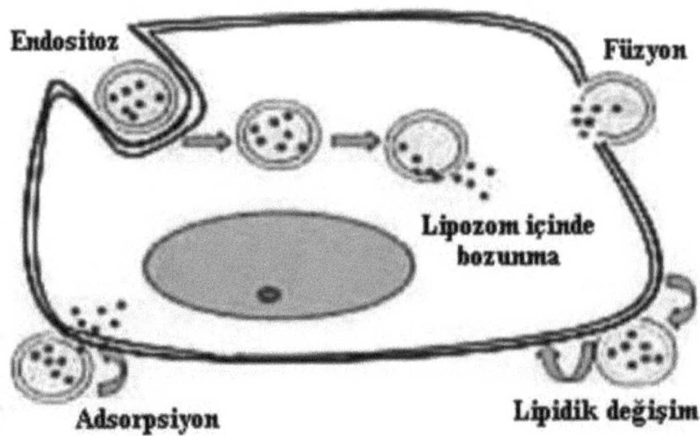

Figura 8. Diferentes tipos de interação entre células e lipossomas (Basu e Basu, 2002).

- Adsorção: Os lipossomas combinam-se com a superfície celular sem entrar na célula. A adsorção também pode ser gerada por componentes específicos, como os receptores da superfície celular e os anticorpos, ou por forças não específicas (atração eletrostática, interação hidrofóbica).

- Endocitose: Os lipossomas são encapsulados em vesículas endocíticas (muito pequenas e encapsuladas no interior da célula) e a endocitose provoca geralmente a libertação do aparelho lisossomal, mas em alguns casos o conteúdo dos lipossomas pode escapar para o citoplasma.

- Fusão: A associação das placas lipídicas com a membrana plasmática. Com esta combinação, o conteúdo do lipossoma entra no espaço citoplasmático.

- Transformação lipídica (transferência lipídica): É definida como a transferência de moléculas lipídicas entre os lipossomas e as células sem ligação entre o conteúdo líquido dos lipossomas e as células (Basu e Basu, 2002).

2.10. Sistemas lipossómicos de administração de medicamentos utilizados atualmente no tratamento da DPOC

A budesonida, o formoterol, o fumarato de cetotifeno e o sistema lipossomal de administração de medicamentos com sulfato de salbutamol são os ingredientes activos da preparação.

2.10.1. Budesonida

Miflonide Inalador Cápsula

A budesonida é um corticosteroide anti-inflamatório com um forte efeito glucocorticoide e um fraco efeito mineralocorticóide. É utilizado na asma, na DPOC, na polipose nasal, na doença de Crohn (doença inflamatória intestinal) e na rinite não comunicativa (Joshi e Misra, 2001).

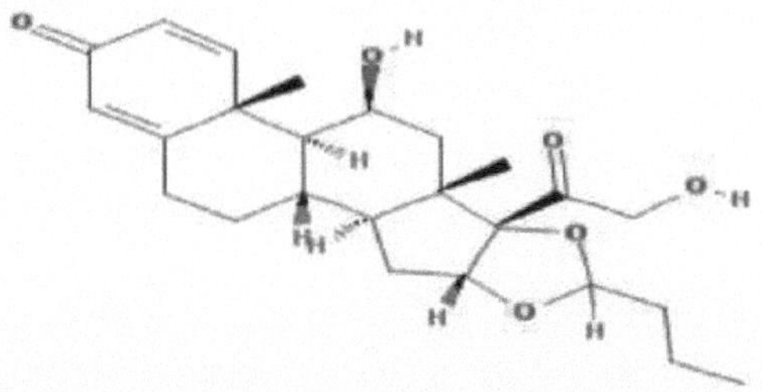

Figura 9. Budesonida (Boobis, 1998).

O mecanismo de ação dos corticosteróides na rinite alérgica e não alérgica não é totalmente compreendido. Os corticosteróides têm um amplo efeito inibitório em muitos tipos de células (mastócitos, eosinófilos, neutrófilos, macrófagos e linfócitos) e mediadores (histamina, eicosanóides, leucotrienos e citocinas) mediados pela inflamação alérgica e não alérgica. O efeito anti-inflamatório dos corticosteróides pode proporcionar uma atividade rinite. Foi demonstrado que a potência intrínseca da budesonida é cerca de 15 vezes superior à da prednisolona nas afinidades dos receptores de glucocorticosteróides. Estudos demonstraram que a rinite alérgica sazonal pode ser explicada pelo efeito local dos efeitos terapêuticos da budesonida nasal. A budesonida, utilizada em doses nasais em doentes com rinite, afecta significativamente o nível basal de cortisol plasmático ou a resposta induzida pela ACTH de uma forma clinicamente significativa. Budesonida administrada por via intranasal; cortisol plasmático e urinário

(Naikwade e Bajaj, 2009).

Em estudos conduzidos por Konduri e colegas, a budesonida uma vez por semana, aprisionada em lipossomas, é tão eficaz como a budesonida uma vez por semana para reduzir a inflamação. A budesonida livre aplicada semanalmente, a budesonida contida em lipossomas convencionais e os lipossomas sem ingrediente ativo não tiveram efeitos comparáveis. Os corticosteróides inalados são os fármacos anti-inflamatórios mais frequentemente prescritos no tratamento da asma. No entanto, a necessidade de dosagem diária pode levar a problemas de adesão e a falhas no tratamento. Este é o primeiro estudo a investigar o tratamento semanal com budesonida aprisionada em lipossomas sem tratar a asma experimental. Os resultados mostram que os lipossomas têm uma capacidade única de administrar eficazmente a budesonida nos pulmões. Em comparação com a terapia convencional, apenas é necessária uma determinada fração de dosagem e um intervalo de dosagem menos frequente. O objetivo mais importante do estudo era determinar se a utilização deste sistema de libertação do fármaco alterava a importante resposta inflamatória das vias respiratórias na asma. Os níveis dos marcadores imunológicos envolvidos na progressão da asma, tais como a atividade da EPO no BAL, os eosinófilos PB, os níveis séricos de IgE, bem como o exame histológico, a inflamação pulmonar é reduzida por este moderno sistema de libertação de fármacos. O agravamento da inflamação em dois dos grupos (Wk-Bud e Wk-C-Bud) é um achado inesperado. Um mecanismo possível é o facto de a terapêutica Wk-Bud e o tratamento Wk-C-Bud provocarem um rápido início do processo, seguido de um efeito de ricochete na inflamação. Não há relatos anteriores sobre a eficácia do tratamento semanal com budesonida. Além disso, foi demonstrado que os esteróides aprisionados em lipossomas convencionais se espalham rapidamente a partir desses lipossomas. Assim, é possível que nenhuma budesonida aprisionada em lipossomas convencionais conduza a uma libertação sustentada nos pulmões. A medição da quantidade de budesonida a administrar nos pulmões e a medição da quantidade remanescente nos lipossomas convencionais ou nos lipossomas no momento da libertação podem ser úteis para a compreensão (Konduri et al., 2003).

2.10.2. formoterol

Foradil Inalador Cápsula

O formoterol ou eformoterol é um β2-agonista de ação prolongada utilizado no tratamento da asma e da DPOC e é utilizado em formas de medicação como inaladores de pó seco, inaladores de dose calibrada e comprimidos para administração oral (Calverley et al., 2010).

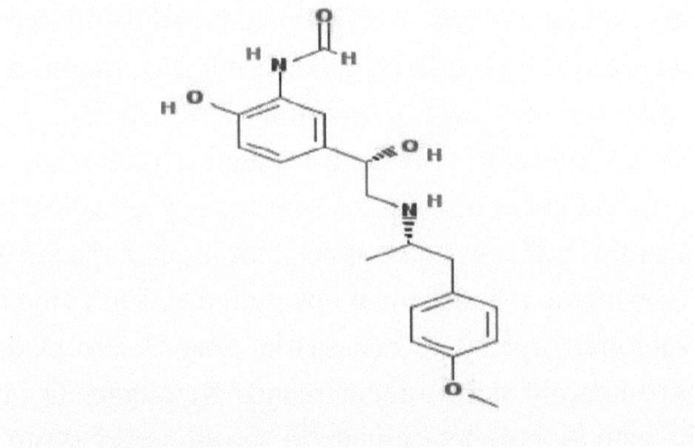

Figura 10. Formoterol (Lotvall, 2001).

Este é o primeiro estudo efectuado por Salvi et al. para demonstrar que uma dose única da combinação de tiotrópio e formoterol administrada através de uma formulação de inalador de dose calibrada de pressão única (pMDI) se deve a um efeito broncodilatador mais prolongado do que o tiotrópio isolado. O tiotrópio e o formoterol pMDI continuam a provocar broncodilatação até às 24 horas, mas não no início, apenas com uma taxa significativamente mais elevada de resposta broncodilatadora (tanto para o FEV1 como para a FVC). A resposta broncodilatadora entre as duas aplicações do estudo não pode ser comparada porque os valores da linha de referência são significativamente diferentes. No entanto, é significativamente superior à do tiotrópio isolado. Acredita-se que o tempo de broncodilatação sustentada de 24 horas é alcançado pelo bloqueio a longo prazo do sistema colinérgico com tiotrópio. Contudo, o formoterol interage fisico-quimicamente com os receptores β2 na bicamada lipídica da membrana das células musculares lisas. Isto leva a 12 horas de relaxamento a longo prazo do músculo liso brônquico. Assim, a função pulmonar adicional, que aumenta os benefícios do formoterol tiotrópio ao adotar duas vias broncodilatadoras diferentes a favor da broncodilatação, demora apenas 12 horas. Os resultados dos ensaios clínicos sugerem que a terapêutica combinada deve ser administrada à noite, para além da dose matinal de formoterol. Em resumo, a combinação de formoterol e tiotrópio administrada num único inalador, em comparação com o tiotrópio isolado, resulta num broncodilatador mais rápido, maior e de maior duração, conforme medido pelas alterações no FEV1 e FVC ao longo de 24 horas. Embora o CI seja um parâmetro clínico importante para avaliar e comparar a resposta broncodilatadora em doentes com DPOC (porque representa a maior redução do excesso de fluxo de ar), as respostas broncodilatadoras entre a terapêutica combinada e o tiotrópio isolado não podem ser comparadas devido a valores de CI de base desiguais. Os resultados deste estudo apoiam as evidências anteriores: A combinação de anticolinérgicos de longa duração e β2-agonistas de longa duração é medíocre e causa broncodilatação aditiva em doentes com doença pulmonar obstrutiva crónica grave. Por conseguinte, as recomendações do estudo Golden

no passado são apoiados. A combinação de tiotrópio e formoterol num único inalador deve ser mais bem avaliada em estudos de longo prazo e de longo prazo com potencial clínico completo (Salvi et al., 2014) em termos de redução da dispneia e de melhoria da qualidade de vida nas exacerbações da DPOC.

2.10.3. Fumarato de cetotifeno

O cetotifeno é definido como um anti-histamínico H1 não competitivo de segunda geração e estabilizador dos mastócitos. O ácido fumárico, mais comummente vendido como um sal com fumarato de cetotifeno, está disponível em duas formas. A terapêutica da conjuntivite alérgica é utilizada para prevenir a comichão nos olhos vermelhos, asma e ataques de DPOC devido a alergias (Yas, 2014).

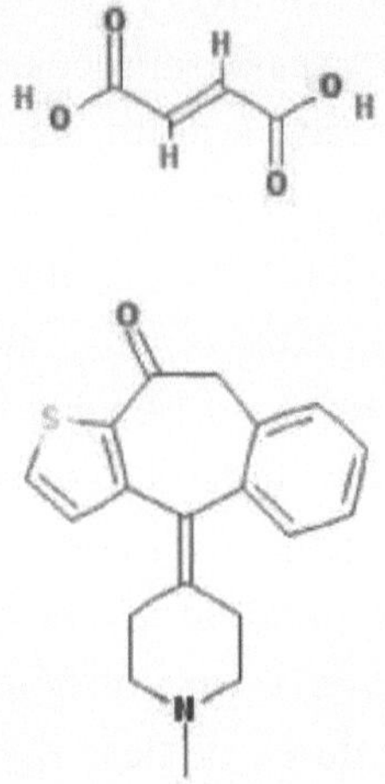

Figura 11. Fumarato de cetotifeno (El-Kommos ME, 2015).

O cetotifeno é um medicamento antiasmático não broncodilatador que tem efeitos antialérgicos através da inibição dos efeitos de certas substâncias endógenas conhecidas como mediadores inflamatórios. Algumas das propriedades do cetotifeno que contribuem para a atividade antiasmática foram explicadas por estudos laboratoriais;

- Inibição da libertação de mediadores alérgicos como a histamina e os leucotrienos

- inibição do catabolismo dos eosinófilos por citocinas recombinantes humanas e, por conseguinte, supressão do fluxo de eosinófilos para o foco inflamatório

- Inibição da hiperresponsividade das vias aéreas causada pela ativação plaquetária ou pelo uso de drogas simpaticomiméticas pelo fator de ativação plaquetária ou pela ativação neural após exposição ao alergénio (Yas, 2014).

Os efeitos do rácio fumarato de cetotifeno / SPC94 na preparação de fumarato de cetotifeno (SPC94), fumarato de cetotifeno / SPC94, solução de lactose 0,5 M e pó lipossómico liofilizado (LLP) transportador de lactose grosseira (CLC) rácio de massa de fumarato de cetotifeno / SPC94 aumentou o fumarato de cetotifeno lipossómico Haverá aumentos na eficiência da encapsulação. O rácio de lactose mais elevado tem um efeito negativo significativo. Quando a concentração de SPC94 aumenta, o tamanho das partículas do lipossoma aumenta. A quantidade ideal de transportador de lactose é necessária para melhorar a fração de partículas finas e otimizar a acumulação in vitro de pó seco lipossomal. Utilizando o método da superfície de resposta, é possível desenvolver vesículas nano-lipossomais de fumarato de cetotifeno óptimas de libertação contínua, e o direcionamento pulmonar pode ser aplicado através do carregamento no transportador de lactose (Yas, 2014).

2.10.4. Sulfato de salbutamol

Ventodiscos

O salbutamol ou albuterol é um agonista do recetor b2-adrenérgico de ação curta utilizado para aliviar o broncoespasmo em doenças como a asma e a DPOC e comercializado sob a designação comercial de Ventolin (Daman et al., 2014).

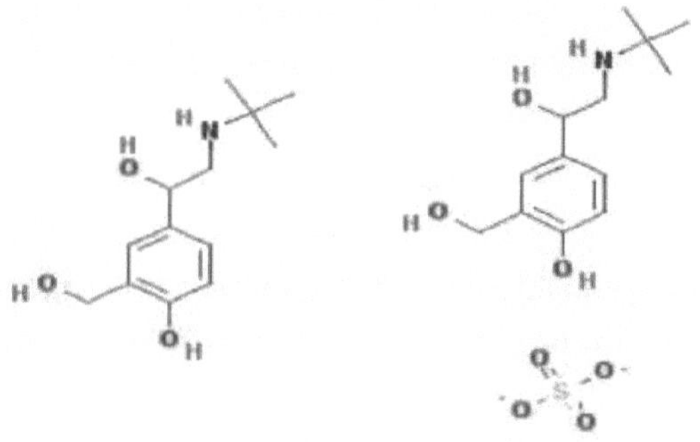

Figura 12. Sulfato de salbutamol (Lotvall, 2001).

As doses terapêuticas são eficazes nos receptores β2-adreno no músculo liso dos brônquios e têm pouco efeito nos receptores β1-adreno no músculo cardíaco. É adequado para o tratamento e a prevenção de ataques de asma (Chen et al., 2012).

O sistema solvente de SLmPs secas por pulverização contendo tipo de lípido, presença de L-leucina e sulfato de salbutamol na solução de alimentação afecta significativamente a morfologia das partículas e as propriedades de aerossolização. Além disso, a mistura física das micropartículas secas por pulverização com o transportador pode ser eficaz no desempenho do aerossol. Entre as diferentes formulações de inaladores de pó seco, os pós secos por pulverização da solução de água-etanol do fármaco apresentam as melhores propriedades de aerossolização de dipalmitoilfosfatidilcolina (DPPC) e L-leucina misturadas fisicamente com lactose grosseira. Embora alguns SLMP contendo sulfato de salbutamol apresentem uma libertação consideravelmente reduzida em comparação com o medicamento puro, apesar de uma libertação imediata notável durante a primeira hora do estudo. O estudo mostra que o DPPC e a L-leucina são contribuintes interessantes para o desenvolvimento futuro de formulações de pó respirável de sulfato de salbutamol (Daman et al., 2014). Os lipossomas apresentam propriedades promissoras como sistema de administração de sulfato de salbutamol. O sulfato de salbutamol solúvel em água fica efetivamente retido nos lipossomas. Para além do efeito de libertação sustentada da formulação, o sulfato de salbutamol não envolvido na suspensão lipossómica pode proporcionar um efeito broncodilatador imediato. Estudos in vivo em animais indicam que o sulfato de salbutamol é libertado dos lipossomas para atuar nos receptores β2- nos tecidos pumonosos. Assim, ocorre o efeito broncodilatador. As imagens fluorescentes do sulfato de salbutamol indicam que os lipossomas estão homogeneamente distribuídos nos pulmões e a redução total da intensidade da luz indica que os lípidos podem ser eliminados dos tecidos respiratórios. O estudo farmacodinâmico em cobaias mostra uma ação antiestática consideravelmente mais longa em comparação com a suspensão lipossomal de sulfato de salbutamol e a solução de sulfato de salbutamol livre. Em resumo, o presente estudo indica uma maior eficácia terapêutica do sulfato de salbutamol através da libertação pulmonar mediada por lipossomas. Esta abordagem pode reduzir a frequência de administração, aumentando a retenção do fármaco no pulmão. Os efeitos secundários sistémicos também podem ser evitados devido ao fármaco que se acumula após a administração frequente. O trabalho futuro pode centrar-se na modificação dos lipossomas. A fim de melhorar a estabilidade dos lipossomas em condições in vivo, pode ser estudada a conjugação com ligandos de direcionamento utilizando polietilenoglicol e obtendo um efeito terapêutico específico do local (Chen et al., 2012).

2:11. Novos ingredientes activos em sistemas lipossomais de administração de medicamentos

2.11.1. dapsona

O Dapson (4- (4-aminobenzeno) sulfonil anilina) é utilizado na lepra desde 1940. Atualmente, como medicamento único, começando com pequenas doses e cada vez mais provado que aumenta a resistência, está prevista a dose completa de 100 mg/dia e o tratamento ininterrupto. A anemia, a metemoglobinemia, a hepatite, a dermatite e a psicose são medicamentos raramente bem tolerados, apesar dos efeitos secundários raramente

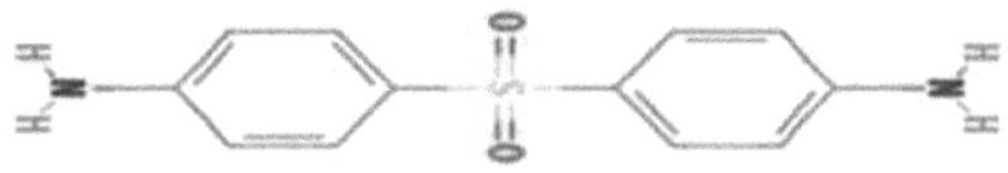

registados (Chougule et al., 2008).

Figura 13. Dapson (Chang, 1996).

Este estudo foi realizado para avaliar a viabilidade prática da distribuição regional específica do pulmão de inaladores de pó seco de Dapson encapsulado lipossomalmente para libertação prolongada do fármaco como uma alternativa eficaz na prevenção da pneumonia por Pneumocystis carinii (PCP) em pulmões de doentes imunocomprometidos. Observou-se que as formulações desenvolvidas têm uma libertação prolongada do fármaco até 16 horas in vitro e correspondem ao modelo de libertação controlada de Higuchi. Este estudo fornece uma abordagem prática para o transporte direto de napolipossomas encapsulados por Dapsona com um comportamento de libertação controlada e prolongada para a região específica de ação na área de ação e, por conseguinte, pode desempenhar um papel promissor na prevenção da PCP (Chougule et al., 2008).

2.11.2. A doxofilina

O derivado de xantina utilizado no tratamento da asma por isoflurano é um medicamento. Como inibidor da fosfodiesterase, tem efeitos antitússicos e broncodilatadores. Em estudos com animais e humanos, a teofilina é muito semelhante, mas menos eficaz no recetor de adenosina e, por conseguinte, é provável que tenha efeitos secundários cardiovasculares e centrais (Arora et al., 2012).

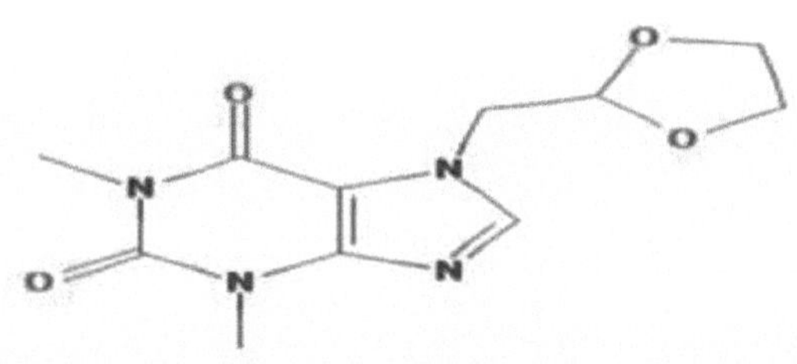

Figura 14. Doxofilina (Rap, 2013).

Em contraste com a teofilina, a disofilina impede a entrada de cálcio nas células e antagoniza os bloqueadores dos canais de cálcio. A doxofilina também demonstrou ter um efeito anti-inflamatório e inibe a ativação dos eosinófilos, afectando os canais de K + ativados por Ca + 2 (Akram et al., 2013).

O objetivo destes estudos de investigação é melhorar a inalação de pó seco lipofílico através do método de dupla hidratação para aumentar a eficácia do fármaco hidrofílico. Nesta formulação, foram utilizados manitol revestido com PVP e manitol, protetor de gelo e transportador, respetivamente. A doxofilina é um novo derivado da metilxantina. Tem uma atividade broncodilatadora mais forte do que a teofilina, que tem uma vasta gama de perfis de efeitos secundários e leva a discordância e inatividade nos estudos. O fármaco sob a forma de pó seco para inalador é caracterizado pelo impactor de cascata Anderson utilizado nas propriedades a granel, no índice de compressibilidade e nas propriedades in vitro, com massa de partículas finas (212,9 + 7,2), fração de partículas finas (21,69 + 1,21), % de dispersibilidade (62,34 + 3,5) e emissão (72,1 + 0,13). Foram utilizadas 10 cápsulas para cada determinação e sujeitas a um caudal de 28,3 Lt / min durante 10 segundos. As formulações optimizadas foram submetidas a estudos de estabilidade a 2-8 °C, em condições ambiente e a 40° C durante 3 meses. Em estudos in vivo, foi realizada cintigrafia gama e a formulação lipossomal de dissofilina parece ser melhor retida em libertação controlada (Arora et al., 2012).

2.11.3. amicacina

A amicacina é um antibiótico aminoglicosídeo que é utilizado para tratar diferentes tipos de infecções bacterianas. A amicacina liga-se à subunidade ribossómica 30S da bactéria, permitindo a síntese de proteínas vitais (Shah e Misra, 2004).

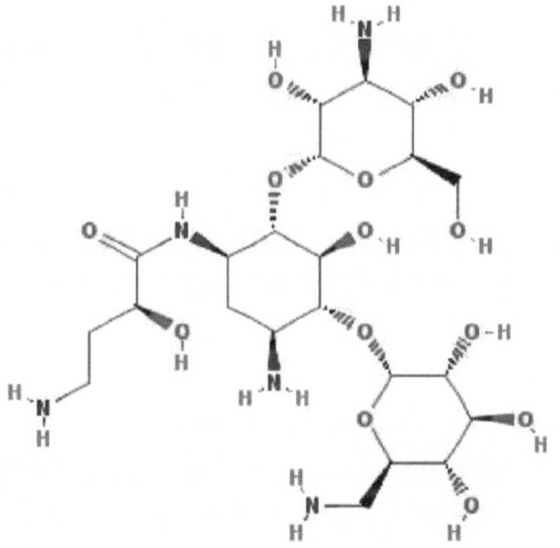

Figura 15. Amicacina (Hu, 2013).

O sulfato de amicacina, um aminoglicosídeo potente e de largo espetro, tem uma utilização limitada devido à necessidade de doses elevadas e ao seu efeito ototóxico. Por este motivo, o sulfato de amicacina lipossómico local é utilizado para o tratamento de infecções pulmonares da fibrose quística. O encapsulamento lipossomal do sulfato de amicacina reduz a frequência dos efeitos secundários sistémicos e a dosagem, permitindo que o fármaco seja libertado no local desejado durante um período de tempo mais longo (Shah e Misra, 2004).

A amicacina lipossómica foi preparada através da utilização de solventes orgânicos como o acetato de etilo e o etanol (1: 1) e da técnica REV modificada. Durante o processo de liofilização, os lipossomas encolhem e as suas superfícies são revestidas com açúcar cristalizado no tamanho ideal. Os lipossomas polares são estabilizados pelos grupos iniciais com o grupo hidroxilo da sacarose. Se a concentração de sacarose for inferior à quantidade óptima, ocorrerá uma fuga do fármaco, porque o açúcar cristalizado não consegue fornecer uma superfície de adesão suficiente para a bicamada reduzida. Por conseguinte, a concentração de açúcar a utilizar como crioprotector dependerá do tipo de açúcar e dos grupos polares da bicamada que estão saturados pelos outros componentes do fármaco ou da formulação. O tamanho da estrutura lamelar e dos lipossomas pode alterar estes critérios (Shah e Misra, 2004).

No trabalho de Shah e Misran, estamos a avaliar a forma como a adição de finos afecta o desempenho in vitro do inalador de pó seco (AMK LDPI) de amicacina lipossómica. Os lipossomas na estrutura de hidrogénio de soja-fosfatidilcolina, colesterol e fosfatidilglicerol saturado de soja (AMK1) ou estearilamina (AMK2) são preparados pela técnica de evaporação em fase reversa, separados da substância medicamentosa cujo tamanho foi reduzido. A dispersão lipossómica purificada destina-se a ser submetida a liofilização, utilizando a quantidade adequada de crioprotector para atingir a PDR (percentagem de retenção do fármaco) máxima. A taxas variáveis, foram desenvolvidas formulações de amoxicam lipossómico para inaladores de pó seco com ou sem pó fino de lactose e utilizando diferentes proporções de mistura. A mistura com carga lipossómica e outras cargas a granel pode ter um efeito significativo na dissociação da amicacina das formulações LDPI in vitro (Shah e Misra, 2004).

DISCUSSÃO

As doenças crónicas das vias respiratórias (DAC) afectam atualmente milhões de pessoas no mundo. Entre estas doenças contam-se a asma e as alergias respiratórias, a doença pulmonar obstrutiva crónica (DPOC), as doenças profissionais, a síndrome da apneia do sono e a hipertensão pulmonar. O fator de risco mais básico e comum para estas doenças evitáveis é o tabagismo, que constitui um problema de saúde pública muito importante. Em 2005, 58 milhões de mortes foram atribuídas a doenças crónicas e prevê-se que 35% das mortes aumentem 17% nos próximos 10 anos. Trata-se de uma séria ameaça tanto para a saúde pública como para as sociedades e economias (Aras e Tel, 2009).

As doenças crónicas são também de grande importância para o nosso país. Na Turquia, 305 467 (71%) mortes, estimadas em 430 159 mortes em 2000, são devidas a doenças crónicas. O número de mortes por doenças respiratórias é de 34.211 (7,9%). A maioria das SCD (65%) são doenças crónicas das vias respiratórias (SCD) (asma, DPOC). À semelhança dos factores de risco e das medidas e tratamentos, a DCC é uma das causas mais importantes de morbilidade e mortalidade no nosso país e constitui um encargo social e económico muito grave. No entanto, a doença coronária e os factores de risco não são bem conhecidos pelos profissionais e gestores da saúde, bem como pelos doentes, familiares e meios de comunicação social. Por este motivo, não pode ser adequadamente diagnosticada e tratada e as medidas preventivas não são suficientemente implementadas (Aras ve Tel, 2009).

A DPOC (Doença Pulmonar Obstrutiva Crónica) é uma das causas mais importantes de morte e de falta de saúde. Embora possa ser prevenida em grande parte, o tratamento é difícil e os encargos financeiros são muito pesados após o início da doença. Restrição do fluxo aéreo expiratório devido a bronquite crónica ou enfisema; a restrição do fluxo aéreo é geralmente progressiva, pode estar associada à sensibilidade das vias aéreas e pode ser parcialmente reversível (Prakash et al., 2013).

A tosse e a produção de expetoração, os sintomas mais evidentes da DPOC, estão presentes desde o início da doença. No entanto, como a gravidade é ligeira, é inicialmente ignorada pelo doente e associada ao tabagismo. A produção de expetoração começa a ser observada noutras alturas do dia, inicialmente apenas de manhã. A quantidade diária é normalmente de 40-50 ml. Aumenta. Uma expetoração contínua, abundante e purulenta deve sugerir bronquiectasias. O aumento da quantidade de expetoração, normalmente branco-acinzentado, específico dos mucóides; a rotação da cor amarela ou verde é o achado mais fiável de infeção do trato respiratório. Nas crises de DPOC, a expetoração abundante, normalmente purulenta, pode por vezes ser sanguinolenta (Malerba et al., 2014).

As doenças apresentam inicialmente dificuldades respiratórias graves, que ocorrem mais tarde na vida quotidiana. É frequente haver disfunção compatível com obstrução das vias respiratórias nas fases intermédias e avançadas, geralmente quando a dispneia se manifesta acima dos 50 anos de idade. Na DPOC existe uma respiração sibilante. A respiração sibilante e a dispneia podem ser confundidas com asma (Bellia et al., 2002).

À medida que a doença progride, o número de episódios anuais aumenta. Nas fases mais avançadas, a cianose desenvolve-se como consequência da hipoxanemia. A hipoxemia também ocorre com a hipoxemia nos casos em que a bronquite é dominante. A dor de cabeça que ocorre de manhã deve sugerir hipercapnia. Os doentes hipoxémicos e hipercápnicos desenvolvem insuficiência cardíaca direita e edema. A anorexia e a perda de peso podem ser observadas nas fases avançadas da DPOC. A perda de peso é mais comum quando o empiema é dominante. A perda de peso provoca a deterioração da função pulmonar (Dormuth et al., 2012).

O esquema de tratamento recomendado para atingir os objectivos no tratamento da DPOC é o seguinte

• deixar de fumar
• Prevenção da exposição ambiental e profissional
• Tratamento estável da DPOC
• Tratamento das exacerbações (Sezgi e §enyigit, 2013).

Os sistemas de inalação são sistemas que permitem a administração de uma quantidade pré-determinada de substância ativa aos pulmões. Os sistemas de inalação desempenham um papel importante na eficácia da administração pulmonar e, nos últimos anos, registaram-se grandes progressos no desenvolvimento de novos instrumentos. A terapia por inalação é uma via particularmente preferida para medicamentos como os beta-agonistas, os corticosteróides, os anticolinérgicos e o cromoglicato de sódio em doentes com asma e DPOC. Através da inalação; existem vantagens de ação direta e rápida, baixa dose de fármaco, baixo nível de efeitos secundários do fármaco (especialmente corticosteróides) (Sunitha et al., 2011).

Inalador de dose calibrada (MDI): Os medicamentos armazenados em pequenos tubos são suspensos sob a forma dissolvida no propulsor. Quando o ativador é empurrado na direção do tubo, o gás propulsor expande-se por exposição à pressão atmosférica e o medicamento transforma-se em aerossol. As principais vantagens dos MDI são o facto de serem pequenos, portáteis, os recipientes multidose serem fiáveis e mais baratos do que outros sistemas. As dificuldades de coordenação do doente são as desvantagens de não serem utilizados corretamente (em crianças e idosos). Os sistemas de espaçadores foram desenvolvidos para eliminar as desvantagens dos MDIs. Estes instrumentos, que são utilizados entre o MDI e a boca e são, na sua maioria, feitos de plástico, estão a ser substituídos pelos de metal. Os inaladores de dose modulada por pressão (MDI) são muito importantes no tratamento da asma. Os inaladores de dose medida são vantajosos em termos de tempo, mas a técnica e a coordenação são os obstáculos mais importantes para as crianças. Para o MDI, é importante que o alinhamento e o tempo sejam feitos corretamente. Quando se utiliza o BODY, o momento de premir o dispositivo enquanto se respira é frequentemente questionado. O controlo da asma não é assegurado de forma adequada em resultado de uma utilização incorrecta. A utilização correta destes inaladores exige que o médico ensine e controle o doente ao doente (Acerbi et al., 2007).

Inalador de pó seco (DPI): Os sistemas DPI armazenam partículas de fármaco muito pequenas em grandes agregados. Funciona com corrente de inspiração. A eficácia da técnica DPI depende da velocidade e da profundidade da inspiração. Para ser eficaz, a velocidade de inspiração deve ser de, pelo menos, 30 L / min. Os inaladores de pó seco (DPI) são outros medicamentos inalados. Os inaladores de pó seco são outros medicamentos inalados. Não contém propulsor e não prejudica o ambiente. A utilização de inaladores de pó seco é mais fácil do que com as PDU, mas a inalação tem de ser muito forte e rápida. Os doentes jovens e com lesões agudas não conseguem fornecer o caudal e a força necessários (Yang et al., 2014).

Nebulizadores: Os nebulizadores produzem pequenas partículas de 5 microns. Como as partículas estão saturadas de humidade, não aumentam de diâmetro ao absorverem água nas vias respiratórias. Pelo contrário, esta seca em ambientes saturados e os seus diâmetros tornam-se mais pequenos. Os nebulizadores requerem muito pouca colaboração do doente, mas são volumosos e requerem mais tempo. A utilização de dispositivos MDI é rápida e fácil de transportar, mas requer adaptação para o treino e utilização do doente. Cerca de 70% dos doentes não conseguem utilizar corretamente este dispositivo. É necessária a colaboração do doente, embora a aplicação do fármaco por nebulização possa ser efectuada através da respiração e da administração por si só. As crianças pequenas são perturbadas durante a prática (Ruchi et al., 2012).

Uma vez que o órgão mais importante que determina a evolução da DPOC são os pulmões, os cuidados respiratórios têm um prognóstico distinto. A administração de medicamentos com ar inalado é designada por terapêutica por inalação. Existem muitas vantagens em administrar medicamentos desta forma. Medicamento; Pode ser administrado diretamente na área de ação desejada, em pequenas quantidades e a alta velocidade. Assim, o benefício máximo desejado do medicamento é alcançado com o mínimo de efeitos secundários. O enxaguamento por inalação com água ou a escovagem dos dentes (alguns goles de água em crianças pequenas) após a utilização do medicamento leva à acumulação de medicamentos na boca, conduzindo a efeitos indesejáveis (Karhale Ashish et al., 2012).

Qualquer que seja o sistema escolhido para as técnicas de inalação, a verdade que se aplica a todos é que a educação do doente é absolutamente necessária. O melhor sistema depende das observações médico-paciente e da adesão do paciente. A sua superioridade deve ser decidida em função do benefício para o doente. Não existe um dispositivo ou uma técnica adequada que satisfaça todos os doentes e que vá completamente ao encontro das suas necessidades (Bateman, 2005).

Funciona mais rapidamente do que a utilização oral, é indolor e prática. A utilização de fármacos por inalação garante a concentração direta do fármaco nas vias respiratórias, o tratamento direto dos pulmões e a redução dos efeitos secundários sistémicos através da diminuição do nível de fármaco sistémico. As desvantagens dos medicamentos por inalação são o acesso inadequado às vias respiratórias inferiores, a coordenação manual e a técnica. São necessárias técnicas especiais para a utilização de medicamentos por inalação e estas técnicas variam consoante o tipo de dispositivo inalador. Se os fármacos não forem aplicados com uma técnica adequada, o fármaco fica limitado no acesso aos pulmões e a atividade é reduzida (Ruchi et al., 2012).

São muitas as formas e concepções abordadas na segmentação de fármacos. Mas o objetivo é sempre o mesmo, ou seja, o transporte seletivo, a absorção e a distribuição do agente farmacológico para a área de ação. A maior vantagem do tratamento medicamentoso é a redução dos efeitos colaterais e reações adversas (Muralidharan et al., 2014).

Lipossomas; São geralmente esféricos, de tamanho microscópico, formados por bicamadas lipídicas semelhantes às membranas biológicas, com uma fase aquosa no meio. As estruturas básicas dos lipossomas são muito semelhantes à estrutura da membrana celular e, por conseguinte, podem ser utilizadas como membrana modelo em estudos in vitro e podem ser utilizadas como sistema de administração de fármacos, o que atraiu o interesse dos investigadores e se tornou uma das formas de dosagem mais estudadas nos últimos anos (Bozkir e Koçyigit, 1995).

No entanto, um dos problemas mais difíceis de resolver em relação aos lipossomas é a estabilidade química e física desde a preparação até à utilização. Na proteção da estabilidade química e física dos lipossomas, a estrutura do lipossoma, a fase da substância ativa no lipossoma, o tamanho do lipossoma, a carga, as condições de preparação e as propriedades físico-químicas da substância ativa desempenham um papel importante. A liofilização parece ser o método mais utilizado para aumentar a estabilidade dos lipossomas (Bozkir e Koçyigit, 1995).

Broncodilatadores que constituem a base do tratamento em doentes sintomáticos; se necessário ou regularmente, em cada fase da doença. A resposta ao tratamento é variável e, por este motivo, os doentes devem ser monitorizados de perto. As complicações com a frequência das exacerbações e o peso devem ser avaliadas em pormenor e o tratamento deve ser individualizado. A resposta ao tratamento depende da eficácia dos fármacos utilizados, dos efeitos secundários, da técnica de utilização do inalador do doente e do cumprimento dos fármacos. Alguns doentes respondem melhor aos β2-agonistas e outros respondem melhor aos anticolinérgicos (Cooper e Tashkin, 2007).

Broncodilatadores (Anticolinérgicos, β2-agonistas, metilxantinas)

Anti-inflamatórios (glicocorticosteróides, teofilina) (Fernandes e Vanbever, 2009).

Ingredientes activos disponíveis: Budesonida, Formoterol, Fumarato de Cetotifeno, Sulfato de Salbutamol

A budesonida é um corticosteroide anti-inflamatório com forte efeito glucocorticoide e fraco efeito mineralocorticóide, que é utilizado para prevenir a asma. . O encapsulamento lipossómico controla e protege a libertação deste fármaco, e os pulmões mantêm a concentração terapêutica do fármaco durante muito tempo. Por esta razão, a concentração antecipada do fármaco para o manter mais baixo está a ser incorporada com o objetivo de reduzir a toxicidade sistémica lateral e aumentar a eficácia do tratamento (Misra e Joshi, 2001).

O formoterol ou eformoterol é um β2-agonista de longa duração utilizado no tratamento da asma e da doença pulmonar obstrutiva crónica (DPOC). Os alergénios inalados no formoterol demonstraram ser eficazes na profilaxia do broncoespasmo com atividade física, ar frio, histamina e metacolina. O formoterol inibe a libertação de histamina e leucotrienos em pulmões humanos passivamente sensibilizados. É utilizado para corrigir e controlar os sintomas da asma e é utilizado no tratamento da bronquite crónica (inflamação crónica das membranas mucosas que cobrem a superfície interna dos brônquios), enfisema (aumento anormal devido ao impacto dos pulmões, paredes das fissuras de ar) (Calverley et al., 2010).

Cetotifeno, um anti-histamínico H1 não competitivo de segunda geração e estabilizador de mastócitos. O ácido fumárico, mais frequentemente vendido como um sal com fumarato de cetotifeno, está disponível em duas formas (Yas, 2014).

O salbutamol ou albuterol é um agonista dos receptores b2-adrenérgicos de ação curta que é utilizado para aliviar o broncoespasmo em doenças como a asma e a doença pulmonar obstrutiva crónica. É comercializado como Ventolin, entre outras marcas. Os lipossomas aumentam a concentração e o tempo de retenção deste fármaco nos pulmões (Daman et al., 2014).

As novas substâncias activas na DPOC são conhecidas como Dapson, Doxophylline, Amikacin.

A dapsona é um derivado da anilina pertencente ao grupo das dapsonas sintéticas. Tendo em conta o mecanismo de ação, verifica-se que a dapsona é simultaneamente antibacteriana e anti-inflamatória. A atividade antimicrobiana da dapsona foi descoberta em 1937. Foi utilizada pela primeira vez em 1940 no tratamento da lepra humana e em 1950 no tratamento da dermatite herpetiforme. Foi então utilizado com sucesso no tratamento de várias doenças dermatológicas, especialmente com acumulação de neutrófilos e eosinófilos. A dapsona inibe a ativação dos neutrófilos e a quimiotaxia por várias vias diferentes. A dapsona também se revelou eficaz no tratamento de doenças bolhosas auto-imunes, como o penfigoide bolhoso, o lúpus eritematoso bolhoso e a dermatose linear por IgA. Os efeitos secundários mais comuns da dapsona são a metemoglobinémia e a hemólise. As formulações em aerossol, que são aerodinamicamente leves e estruturadas por poros, proporcionam uma entrega profunda e profunda aos pulmões graças aos napsodes carregados com dapsona. Com esta formulação desenvolvida, foi alcançada uma libertação prolongada do fármaco in vitro até 16 horas, mas este valor manteve-se em 3 horas para a formulação de spray de lactose. Assim, as formulações melhoradas de pulverização a seco podem desempenhar um papel promissor no tratamento da PCP devido a actividades específicas a longo prazo e a uma aplicação menos frequente e/ou a menores necessidades de dapsona e, consequentemente, a uma menor toxicidade sistémica (Chougule et al., 2008).

A doxofilina é um derivado da xantina utilizado no tratamento da asma. Como inibidor da fosfodiesterase, tem efeitos e acções antitússicos e broncodilatadores. Em estudos com animais e humanos, a teofilina é muito semelhante, mas menos eficaz no recetor de adenosina, reduzindo assim os efeitos secundários cardiovasculares e centrais. Neste estudo, foram preparados com sucesso sacos lipossómicos unilamelares carregados com doxofilina e estabilizados por liofilização numa formulação DPI com um prazo de validade de um mês. Estudos in vivo com cintigrafia gama mostram que a retenção da docofilina em formulações lipossómicas é melhor em comparação com formulações de libertação controlada. Por este motivo, estão a surgir possibilidades promissoras para a doxofilina lipossomal, formulada como DPI, na forma anidra em transporte lipossomal. Estão atualmente a ser realizados mais estudos sobre estas formulações em laboratórios de prática clínica (Arora et al., 2012).

A amicacina é um antibiótico aminoglicosídeo que é utilizado para tratar diferentes tipos de infecções bacterianas. A amicacina tenta sintetizar proteínas vitais ligando-se à subunidade ribossómica 30S bacteriana. A carga lipossómica e outras cargas finas e cargas mistas podem ter um impacto significativo na dissociação da amicacina das formulações LDPI in vitro (Shah e Misra, 2004).

É de salientar que o tratamento das doenças respiratórias é muito importante, tanto em termos da qualidade de vida da comunidade como dos custos diretos ou indirectos decorrentes das doenças respiratórias. A frequência crescente e o aumento da frequência da DPOC e da asma na comunidade são cada vez mais importantes no tratamento da inalação. Uma vez que os sistemas de administração de fármacos lipossómicos pulmonares são muito vantajosos, estão continuamente a ser realizados novos estudos (Tiwari et al., 2012).

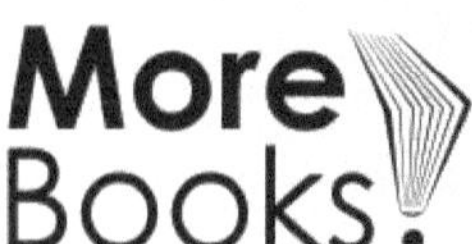

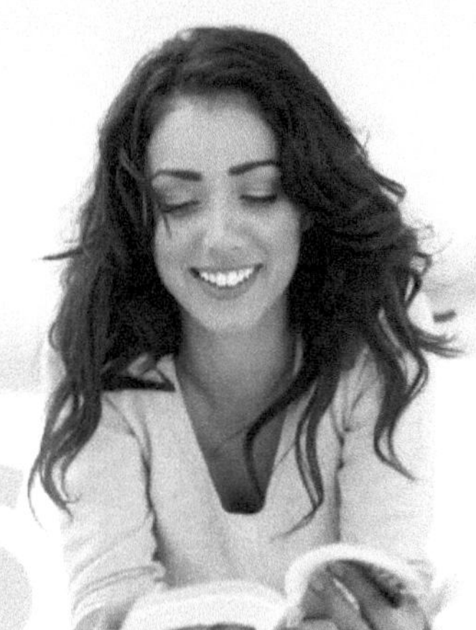

I want morebooks!

Buy your books fast and straightforward online - at one of world's fastest growing online book stores! Environmentally sound due to Print-on-Demand technologies.

Buy your books online at
www.morebooks.shop

Compre os seus livros mais rápido e diretamente na internet, em uma das livrarias on-line com o maior crescimento no mundo! Produção que protege o meio ambiente através das tecnologias de impressão sob demanda.

Compre os seus livros on-line em
www.morebooks.shop

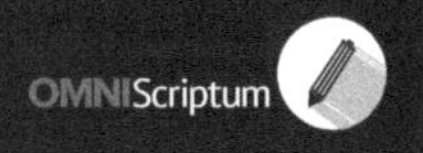

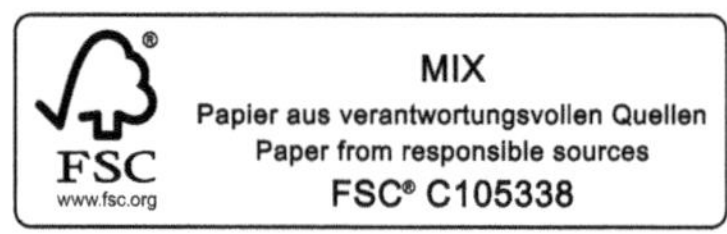

Printed by Books on Demand GmbH, Norderstedt / Germany